100种珍本古医籍校注集成

医 学 钩 玄

明·杜大章 撰

胡 馨 王 杨 王小岗 校注

中医古籍出版社

图书在版编目（CIP）数据

医学钩玄/（明）杜大章撰；胡馨，王杨，王小岗校注．－北京：中医古籍出版社，2012.6

（100种珍本古医籍校注集成）

ISBN 978－7－80174－828－7

Ⅰ．①医…　Ⅱ．①杜…②胡…③王…　Ⅲ．①中国医药学－中国－明代　Ⅳ．①R2－52

中国版本图书馆CIP数据核字（2010）第051247号

100种珍本古医籍校注集成

医学钩玄

明·杜大章　撰

胡　馨　王　杨　王小岗　校注

责任编辑　吴炳银

封面设计　陈　娟

出版发行　中医古籍出版社

社　　址　北京东直门内南小街16号（100700）

印　　刷　北京金信诺印刷有限公司

开　　本　850mm×1168mm　1/32

印　　张　10.25

字　　数　189千字

版　　次　2012年6月第1版　2012年6月第1次印刷

印　　数　0001～3000册

书　　号　ISBN 978－7－80174－828－7

定　　价　20.00元

《100种珍本古医籍校注集成》编委会

序 一

　　中医药是中华民族的瑰宝，在我国各族人民长期的生产生活实践和与疾病作斗争中逐步形成并不断丰富发展，为中华民族的繁衍昌盛做出了重要贡献。作为中国特色医药卫生体系的重要组成部分，至今仍在维护人民健康中发挥着独特作用。中医药天地一体、天人合一、天地人和、和而不同的思想基础，整体观、系统论、辨证论治的指导原则，以人为本、大医精诚的核心价值，不仅贯穿于中医药对生命、健康和疾病的认知理论和防病治病、养生康复的临床实践，而且深刻地体现了中华民族的认知方式、价值取向和审美情趣，具有超前性和先进性。随着健康观念变化和医学模式转变，中医药越来越显示出其宝贵价值、独特优势和旺盛的生命力。

　　中医药古籍作为保存和传播中医药宝贵遗产的知识载体，记载了几千年来医药学家防病治病的临床经验、方药研究成果和医学理论体系，是不可再生的珍贵资源，是中医药学继承、发展、创新的源泉，具有重要的历史、文化和科学价值。但是由于种种原因，中医药古籍的保护、整理与利用状况令人担忧。这些珍贵的典籍有的流失海外，国内已不存；有的尘封闭锁，不为人所知所用；有的由于多年的自然侵蚀和保管条件缺乏而面临绝本的危险。抢救和保护好这些珍贵的历史文化遗产已刻不容缓。

1

国家十分重视中医药古籍的保护、整理和利用。《国务院关于扶持和促进中医药事业发展的若干意见》明确指出，要做好中医药继承工作，开展中医药古籍普查登记，建立综合信息数据库和珍贵古籍名录，加强整理、出版、研究和利用，为做好中医药古籍保护、整理和利用工作指明了方向。近年来，国家中医药管理局系统组织开展了中医药古籍文献整理研究。中国中医科学院在抢救珍贵的中医药孤本、善本古籍方面开展了大量工作，中医古籍出版社先后影印出版了大型系列古籍丛书、珍本医书、经典名著等，在中医古籍整理研究及出版方面积累了丰富的经验。此次，中医古籍出版社确立"100种珍本古医籍整理出版"项目，组织全国权威的中医药文献专家，成立专门的选编工作委员会，多方面充分论证，重点筛选出学术价值、文献价值、版本价值较高的100种亟待抢救的濒危版本进行校勘整理和出版，对于保护中医药古籍，传承祖先医学财富，更好地为中医药临床、科研、教学服务，弘扬中医药文化都具有十分重要的意义。衷心希望中国中医科学院、中医古籍出版社以整理研究高水平、出版质量高标准的要求把这套中医药古籍整理出版好，使之发挥应有的作用。也衷心希望有更多的专家学者能参与到中医药古籍的保护、整理和利用工作中来，共同为推进中医药继承与创新而努力。

中华人民共和国卫生部副部长
国家中医药管理局局长 王国强
中华中医药学会会长

2010年1月6日

2

序 二

中医药学以临床疗效为基础，在累代实践、认识的观察链条中凝结着珍贵的生命科学知识。这些知识记载在中医药古籍文献中，如震惊世界科技界并获 1992 年中国十大科技成就奖之一的青蒿素就是受距今 1600 多年前晋代医家葛洪《肘后备急方》中记载启示研制成功的。因此可以说，中医药学的创新离不开古医籍文献。换句话说，中医药古籍文献是中医药学发展的源头活水。要想很好地发掘利用中医古文献，其前提就是对其进行整理研究。然而，大量古医籍未得到应有的整理和出版，中医古籍中蕴藏的丰富知识财富未得到充分的研究与利用，极大地影响了中医学的继承发展以及特色优势的保持与发挥。为使珍贵中医典籍保存下来，并以广流传，服务于中医临床、科研及教学，中医古籍的整理、研究及出版具有非常意义。

《国务院关于扶持和促进中医药事业发展的若干意见》指出，中医药（民族医药）是我国各族人民在几千年生产生活实践和与疾病作斗争中逐步形成并不断丰富发展的医学科学，为中华民族繁衍昌盛做出了重要贡献，对世界文明进步产生了积极影响。新中国成立特别是改革开放以来，党中央、国务院高度重视中医药工作，中医药事业取得了显著成就。但也要清醒地看到，当前中医药事业发展还面临不少问题，不能适应人民群众日益增长的健康需求。意见明确提出："做好中医药继承工作。开展中医药古籍普查登记，建立综合信息数据库和珍贵古籍名录，加强整理、出版、研究和利用。"

中医古籍出版社承担的"100 种珍本古医籍整理出版项目"，是集信息收集、文献调查、鉴别研究、编辑出版等多方面工作为一体的系统工程，是中医药继承工作的具体实施。其主要内容是经全国权威的中医文献研究专家充分论证，重点筛选出学术价值、文献价值、版本价值较高的100 种亟待抢救的濒危版本、珍稀版本中医古籍以及中医古籍中未经近现代整理排印的有价值的，或者有过流传但未经整理或现在已难以买到的本子，进行研究整理，编成中医古籍丛书或集成，进而出版，使古籍既得到保护、保存，又使其发挥作用。该项目可实现 3 项功能，即抢救濒危中医古籍，实现文献价值；挖掘中医古籍中的沉寂信息，盘活中医药文献资料，并使其展现时代风貌，实现学术价值；最充分地发挥中医药古代文献中所蕴含的能量，为中医临床、科研及教学服务，实现实用价值。

当前，中医药事业正处在战略发展机遇期，愿"100 种珍本古医籍整理出版项目"顺利进行，为推动中医药事业持续健康发展、弘扬中华文化作出应有的贡献。

中国中医科学院首席研究员 曹洪欣

2011 年 3 月 6 日

校注说明

医学钩玄，又名医学钩元，全书八卷，明·杜大章撰，成书并刊于明万历三年（公元 1575 年）。

书中卷一至卷三多为医论，其卷一载长命考、四时调养、保养生气考、治病必求本议、七损八益辨、五脏虚实病生考等；卷二述贵贱贫富中病戒、同病异治法、水肿考、标本考、百病始生戒、中风考等；卷三论天癸、真脏脉、六淫病、治病九过等。附有对《素问》、《灵枢》、《难经》、《证类本草》、《甲乙经》、《原病式》等书的评议。卷四至卷八主要论述内科杂病、妇科病症，兼论五官、目、齿科等。其中卷四论中风、中气、中寒、伤寒、疫厉、温病、热病等；卷五论金疮、脱阳、头痛、眩晕、口舌、心痛、腹痛、腰痛等；卷六论诸血症、二便、疟、三消、痰饮、咳喘等；卷七论七气、积聚、脚气、痿、痹、厥、痉、健忘等；卷八详述女科诸症，含经候、崩漏、带下、胎前、产难、产后、半产、杂病各门，后议治产要诀十条。卷八之后，复加诸病补议一篇，补前言之不逮。

书中各病症详述病因、病机，重视说理，简述方药，时或仅出方名，不附其药。引述上迄轩岐，下至东垣、河间、丹溪百家诸说，分门别类，条理清晰。现存明万历三年（公元 1575 年）刻本。

杜大章，字子华，明代人，生平里居未详，著有《医经纂萃》二卷（已佚），《医学钩元》八卷（今存）。本次整理以中国中医科学院图书馆藏明万历三年乙亥（公元1575年）刻本为底本。改繁就简，加以句读，横排出版。凡例如下：

1. 原书竖排，今版右改为上，左改为下；

2. 原书繁体，今版繁简字、异体字径改，不出注；

3. 书中通假字、古今字、中医药专业用语，遵目前习惯语汇改出，如鞕直改作硬，藏腑直改作脏腑等，文中不复赘述；

4. 书中难字及生僻语汇，均另出注；

5. 书中字、词、文意有明显错误者，未在原文改出，以"恐为……之误"形式出注。

校注者

序

今保御杜君子华所纂《医学钩玄》书间出示余，余未暇读。会谒宋公督抚王公副宪于治二公，精洽旁究医理，则皆能道杜君，余唯唯未有以复也，余则语杜君与交固久矣。曩君为博士弟子员，余时时从君游。君强敏精博，善以意揣事情而推，分引真则。或推余，余幸博一第矣。君业不售去为医，医且冠吴中，便去游淮北上时，吴中达官或位乡二陟，台省及郡邑二千石，刺史来述职。京师多君故交，与说医理，称善；或病，就君诊，辄效，乃相与延誉诸公卿间，名遂震京师。余时代匮省中就君，握手谭情，素至渥也。君数就余论医，余素强无疾，雅不知医，乃戏谓君若业一技耳，何多论？且如余素无疾，君业良苦，独奈余何？君不应，笑竟去。余俄出参楚藩总簿书计，会诸吏狱纷琐事事，多责成镇官，间遇盘错，不可措手，稍一二意之，亦时中理解，自惟曩时，与越人对和、士安、仲景、仲阳诸家，庶几可矣。是皆仰窥黄帝、神农之秘，各得一科之玄以垂世，殆犹钓者之竿，射者之弓矢也，在学者自得之耳。夫玉与燕石并列，非卞和之目，奚以别？韶与郑卫并陈，非后夔之耳，奚以辨？今之方书，岔然杂出，固有明浮沉升降之说而见道者，亦有悖顺逆反正之理而畔①经者。非学者研穷而极究之，何以探医林之玄？圃乎圻山君，少通经术，补郡庠弟子员，每校艺，辄居上选，乃得医家读儒书之旨，嗣以病对症，上及轩岐，下逮丹溪与夫百家诸说之异同得失，靡不研其蕴奥，而得其肯綮。有遘②疾求治者，投之方药，其应如响。幼与南奉常裕春袁公同笔砚，雅相善当，考绩北上，与之偕例授太医院吏目。既官，医益加深稽邃，诣由是著兹书，以诏后学。首揭治疾之本原，次制疗疾之方脉，条分缕析，最为详密，而诸科之理趣，赅括无遗矣。夫钩者，言乎考索之深也，玄者，言乎意义之奥也。不深其功，犹难语钩，不得其奥，犹难语玄。是书窥囊籥之奥，启玄命之秘，诚詹何任公子蒲且伯昏，无人之业也，岂曰尘垢秕糠云乎哉？虽谓上补造化，下裨轩岐，可也。圻山之弟，子庸，国子生，吴闻士也，昆季与余为文字交爱，执是编谒予序，遂乐为之，弁③其端云。

万历三年仲夏吉旦
赐进士第通议大夫南京工部右侍郎前奉勅巡抚
江西地方都察院右副都御史提督湖广学校
副使监察御史同郡凤竹徐栻书于留署之慎德堂

---

① 畔：通"叛"。

② 遘：音够，遭遇意，《楚辞·哀时命》"哀时命之不及古人兮，夫何予之不遘时？"

③ 弁：音便，置前意。

医学钩玄序

　　中丞华阳宋公，节镇南服，日以抚摩，黎元踬世，仁寿为务，廼①于公暇，旁罗疏通博雅之士，进而访之，得所知杜子大章。杜子结发从文儒，已而多病，病且十余年，医罕效，慨然脱去铅尘之习，毕志于岐黄素难诸书，久而得中其肯綮，尝辑《医经纂粹》上下编行于世，至是乃有《医学钩玄》一书，计八卷，凡三百余条，考议辨解，根极领要，诚修身延命之要术也。中丞见而悦之，谓是书有裨于世，不鲜属余锓诸梓，以广其传。余谓古之仁人，思所以拯救民疾，俾得以全生尽年者，无所不用其情。若伊尹著汤液之论，周公设医师之属，有足微矣，中丞公事功赤于中外，惠泽浃于黎元，伊周不是遏也。廼以暇日余，景注心侧，陋切意民瘼②，表章是编，嘉与缓进，虽穷巷僻野，遥山绝浦，得是书而披检之，能令家自为医，人自为学，物无夭扎，民无疵厉，以谪斯世于仁寿之域以上，广我国家博施爱物之仁，其为功岂小补哉？杲无似以职事仰戍于公，譧③辱

---

　　①　廼：通"乃"。
　　②　瘼：音末，疾苦意。
　　③　譧：音或，分开意。

3

知遇，无何，公有为都之命，体风系范，当切赖之。故于刻既落成，敬缀末简，以识留棠之意，且回觅之于公云。

万历丁丑仲秋吉旦
赐进士第大中大夫湖广布政司右参政本
勅整饬苏松常镇兵备永嘉王对峕书于靖远堂

医学钩玄序

语云"上医医国，其次医人"，斯言出世，庸有以末技技医者。余谓医道与理道通焉，其可忽诸，传曰"国依于民"，民有疾病，匪医医之则夭札。兹烦吾惧，国之元气日索，而民命罔攸赖也。医之裨于国者，浅鲜哉，在昔神农、苍姬，御宇不暇，为生民创一切规度，而首命伯岐医师，为民立命者，诚念之也。顾谭医非难，入玄为难，《素问》、《难经》，以下所称邃奥者，不东垣、丹溪、河间、仲景诸书为最哉。而学医者，见谓繁浩，无论糠目井蛙之见，种种茫然，即稍悟意义者，亦悲岐马暗于肯綮，安所登扁鹊之堂，而发长桑之秘也乎？吴太医杜居士，凤抱传术有文声，缘漱医籍，自医久之，玄诣汇而成帙，名曰《医学钩玄》。间以视余，余读之数，皆剔微殚隐，标络分科，仰窥阴阳之秘，俯辨燥湿之宜，中发精脉之蕴，渊岳其胸，凤麟其采。嘻！诚玄矣，诚玄矣！余为茂苑民役，一闻间阎①疾苦，

---

① 间阎：原指里巷的门，借指平民。《史记·苏秦列传论》："夫苏秦起间阎，连六国从亲。"

辄恻恻然，若恫瘝①在身，每叹医无良焉，为寿民计。兹籍行当，令人各自医，医各自，玄于以上补鸿造，下拯苍灵，纾吾忧而寿吾民也，固易易哉。审如是，则号曰居士，医国上医，奚不可也。

时万历戊寅王正吉旦
赐进士第文林即知长洲县事任人雍野李尧民撰

---

① 恫瘝：音通关，指疾痛病苦。

医学钩玄序

余苏圻山杜君，集古医家方论，题曰《医学钩玄》。夫医意也，迹古以成编，立方以待病，是所谓尘垢秕糠耳，奚其玄，噫，不然，夫詹何任公子之钓天下莫双，已然不能离饵，而以空竿致鱼。蒲且子伯昏无人之射，盖亦不共之技，已然抑，岂舍弓废矢，而以徒拳下鸟，顾术不可不精也，其必由学乎周礼，医师掌医之政，令聚毒药，以供医事，岁终则稽其医事，以制其食哉。

朝稽古建官，内设太医院，外设府州县医，学医而以学为名，盖欲聚其人以教学也，其重民命也至矣。或问丹溪曰："医必读儒书者能之，何也？"答曰："非《四书》无以穷理尽性，成格物致知之功，非《易》无以穷阴阳造化消长生成之道，升降浮沉之理。"又问曰："医书何先？"曰："必先《内经》、《本草》、《脉经》，非《内经》无以识病，非《本草》无以识药，非《脉经》何以诊候，然后参之华氏"，君交，君谓余雅不称事，今竟何如既入。

捧行返道，吴君时亦竟通籍保御，而吴中咸多。君余以曩所镇楚语君，君乃复大叹，语余曰，若何见晚，

7

君不闻牧竖语乎？况医理哉。夫良工之治病，缓急异候，羸强异禀，同疾异感，同剂异施，而取信于二三指下，气而候之，志而逆之，色而察之，久乃识之，不留乎人，乃契乎天，其得之心，而用之病也。虽吾亦不知其施之中也，故曰"医者，意也"。子为政，窃吾绪余以胜，而何志之扬？为得吾道，奚啻数郡哉。余不能辨，归隐括诸所行。君言良是，于是悉取君书读之，若窥要领，乃遂，不敢薄医云。会君书且成，副宪公命梓之以传，而督抚公则复为序，弁诸首简，论之悉矣，余不复论，姑志其与君语者。

赐进士第朝列大夫湖广布政使司左参议前户科左给事中侍从

经廷郡人昆峰冯时雨撰

8

目　录

1

2

3

卷 之 一

长 命 考

灵枢经曰，人百岁，五脏皆虚，神气皆去，形骸独居而终矣，然玄古之人，年度百岁而动作不衰者，何哉？以其能知修养之道也。修养之道何如？法于天地之常道，和于保生之大伦，节乎充虚之滋味，谨乎动止之纲纪，嗜欲不能劳其目，淫邪不能惑其心，志闲而少欲，心安而不惧，形劳而不倦，真气内持，精神内守，虚邪贼风，避之有时，心远世纷，身离俗染，积精全神，精照无外，志凝宇宙，所以能年皆度百岁而动作不衰也。今之人半百而寿即衰者，非其修短之数有定也，以今之人，溺于欲而以酒为浆也，寡于信而以妄为常也，过于色而醉以入房也，用淫乐之欲，而耗散其精真，逆养生之术，而务快其嗜欲，此今之人所以离道而早亡也。

妇人有子考

老阳之数极于九，少阳之数次于七。女子为少阴之

1

气，配之以少阳之数，故女子年当七岁，肾气始盛矣，齿更而发长焉；年当二七，肾气全盛矣，冲任流通，经血渐盈，应时而下，冲为血海，任为胞胎，二脉流通，乃有子焉；年当三七，肾气平矣，真牙生而长极焉；年当四七，材力半矣，筋骨坚，发长极，身体盛壮焉，夫曰材力半者，盖女子天癸之数，七七而终，四七适当其半也；年当五七，血气衰矣，发堕而面焦焉；年当六七，有余于气，不足于血矣，面皆焦而发始白焉。夫曰不足于血者，以其经月数泄脱之故也。年当七七，经水绝止，是为地道不通，冲任衰微矣，故形坏而无子也。然有女子已老，而尚有子者，乃天寿过度，气脉常通，而肾气有余也，然其子之寿，亦不能过七七之数焉。

丈夫有子考

老阴之数极于十，少阴之数次于八。男子为少阳之气，合之以少阴之数，故丈夫八岁，肾气实矣，发长而齿更焉；年居二八，肾气盛，精气溢泻，阴阳和矣，故能有子焉，夫曰有子者，女子主阴，阴静海满而去血，男子主阳，阳动应合而泄精，二者通和，所以得子也；年居三八，肾气均平，筋骨劲强矣，故真牙生而长极焉，夫曰真牙者，牙之最后生者也；年居四八，材之半矣，故筋骨强盛，肌肉满壮焉，夫曰材之半者，丈夫天癸八八而终，四八适其半矣；年居五八，肾气衰矣，故发堕而齿槁焉，夫曰齿槁者，盖肾主骨，齿为骨余，肾衰则精失养故也；年居六八，阳明之气衰于上矣，故面色焦而发鬓斑白焉；年居七八，肝气衰，筋不能动，天癸竭，而肾脏衰矣，形体亦罢极焉，夫曰筋不能动者，盖肝气养筋，肝衰故也，要之材力衰谢，固亦天数使然也；年居八八，阳气绝而精气衰矣，故发鬓白，身体重，行步不正而无子矣。然有丈夫已老而尚有子者，乃所禀天真之气过乎常度，气脉通而肾气有余也，此虽有子，男不过八八之数焉。

四时调养考 此明顺时之得

天地四时者，万物之终始也，死生之本也，逆之则灾害至，顺之则苛疾不起。当春之三月，春阳上升，寒气发散，宜夜卧早起，广步于庭，被发缓形①，使志意发生也，此春气之应，养生之道得矣。夏之三月，天地气交，万物华实，宜夜卧早起，使志无怒，以宽志意，使气得泄，以通肤腠，此夏气之应，养长之道得矣。秋之三月，天气以急而风声切，地气以明而物色变，宜早卧早起，盖恐中寒露，而欲使其志安宁也，此秋气之应，养收之道得矣。冬之三月，水冰地坼，无扰乎阳，宜早卧晚起，以待日光，以避寒气，无泄皮肤之汗，而使寒气迫夺。此冬气之应，养藏之道得矣。

---

① 被：通披；缓形：考诸《内经》，当以"缓行"为是。

四时调养考 此明逆时之失

四时阴阳者，万物之根本也，所以圣人春食凉夏食寒以养阳，秋食温冬食热以养阴，心之调摄，从顺其根，使二气常存也，若逆其根，则伐其本坏其真矣。故逆春气则阳气不出，内郁伤肝，夏火旺而木废，病生于夏矣；逆夏气则阳不外茂，内薄伤心，秋金旺而火废，病生于秋矣；逆秋气则肺气不收，上焦膜满，冬水旺而金废，病生于冬矣；逆冬气则肾气不藏，春木旺而水废，病生于春矣。

四时调养考 此明圣人得顺时养生之道

风热之害人，则九窍闭塞，雾湿之为病，则掩翳精明。是以害气伏藏而不散，风雨无度而失节，虽天地四时之和，不相保矣。人之调摄者，不顺四时之和，数犯八风之害，与道相失，则天真之气未期久远，而致灭亡。此惟上古圣人，心合于道，谨于养生，故身无疾病，而生气不绝，若愚者性守于迷，佩服之而已矣。故曰从阴阳则生，逆之则死，所以不治已病治未病者，皆先得夫养生之道故也。若夫养生之道，病已成而后药之，譬犹渴而穿井，不亦晚乎？

四时调养考 此明愚人失顺时养生之道

春为苍天发生之主，阳气者，天气也，顺而养之，则生气固，虽有贼邪，弗能害也，逆而失之，则内闭九窍，外散卫气，盖卫气者，合天之阳气也，阳气逆则卫不营运矣，人身失其卫气，则阳气发泄于皮肤，而伤于寒毒，起居暴卒，驰骋荒佚，神气浮越，无所绥宁，至夏变为暑病。若不汗泄，则邪热内攻，中外俱热，烦躁则出声而喘，不烦躁瘀热攻中则多言，而不次此。可见表热者必当汗泄之也，不为汗泄，反湿其首，如湿物裹热，热气不释，兼湿内攻，大筋受热则缩而短，小筋得湿则引而长，短则拘挛不伸，长则痿弱无力，若素有气疾，后以此湿热加之，则气湿热争，故为肿也。夫邪气渐盛，正气侵微，筋骨血肉，互相代负，而卫气益竭。是以烦扰阳和者，竭其精气，精气既竭，则伤肾气，兼损膀胱，故当夏时，使人煎迫而厥逆，目不可以视也，耳不可以听也，不特此也。不保生气，大怒气逆，阳不下行，则血积于心胸之内，而使人薄厥。或气以迫筋，筋络内伤，机关纵缓，形容痿废，若不维持矣。

保养生气考 此明可汗之变

阳气不固，病伤寒毒，从而汗之，理也。然人身常偏汗出而湿润者，久久偏枯，半身为之不遂矣。若阳气

5

发泄，寒水制之，是汗出见湿也，夫汗出见湿，则热郁皮里，甚则生痤疿，微作风瘾矣。夫人非富贵，汗出淋洗，故结为痤病，若富贵之人，内多滞热，皮厚肉密，足生大疔，夫疔生之处，不常于足，然曰足者，盖四肢为诸阳之本也，若时久寒凉，形劳汗发，凄风外薄，肤腠居寒，脂液凝于玄府，则皷刺长于皮中，俗曰粉刺是也。若汗出未止，形弱气消，风寒薄久，玄府随闭，热藏不出，或至于秋，秋阳复收，两热相合，故令振慄，寒热相移，乃成风疟也。夫风者百病之始也，人能不妄作劳，起居有度，虽有大风苛毒，弗之能害矣，况风疟乎？

保养生气考 此明受寒之变

阳气者，内化精微以固养筋脉也，若动静失宜，则生诸疾。故开阖不得，寒气从者，乃生大偻矣，夫曰开者，皮腠发泄也，曰阖者，玉府封闭也，开阖失宜，为寒所袭，因结虚寒，内深筋络，则筋络拘软，形容凄俯矣，俗曰伛是也。若积寒留滞，经血稽凝，瘀肉内攻，发而为疡瘘，肉腠相连矣。若寒中深入，薄于脏腑，则善为恐惧，发为惊骇矣，夫寒聚于内而不发则营逆，营逆则血郁，血郁则热聚为脓，而痈肿乃生矣，盖寒之所过，则为痈肿也。

保养生气考 <small>此明不能保阳气之变</small>

阳气在人，平晓则生，日中则盛，日西则虚，气门乃闭。是宜阳出则出，阳藏则藏。若当暮阳气衰，内行阴分，百宜收敛，无扰筋骨，无见雾露。反此则形乃困薄，此谓自伤，使正真之气如削去之，由此而风淫精亡，热盛水涸，肾气不营矣。因而食失其节，失于甚饱，则膈胃横满，筋脉解而不相接，属肠澼而为痔矣。因而饮失其节，失于过饮，则肺布叶举，气逆而上奔矣。因而强力入房，则精耗肾伤，髓液内枯，高骨坏而不用矣。

保养生气考 <small>此明圣人不绝男女交会之道</small>

天有阴阳，人有男女，阴阳和合之道既绝，若春无秋，若冬无夏，故圣人未尝绝交合之道，废生成之理也，但欲阳气闭密而不妄泄。夫曰不妄泄者，因阳气盛发，中外相应，乃相交合也，此乃圣人交会之制度也，故曰因而和之，是谓圣度也。由是阴气和平，阳气闭密，而精神之用，日益治矣，若阴不和平，阳不闭密，强用施泻，损耗天真，二气分离，经络决惫，精气不化，绝此流通之机，因而露体，触冒风邪，则风气外侵，阳气内拒，风阳相薄，寒热由生矣。因而春伤于风，则风气通肝，木胜脾土，夏常洞泄生矣；因而夏伤于暑，阳热相攻，秋则老疟生矣；因而秋伤于湿，水来乘肺，久则气逆而咳生矣；因而冬伤于寒，则冬寒且凝，春阳不释，春则温病生矣。故曰，寒暑温凉者，四时之气，更伤五脏之和者也。

保养生气考 此明五味调养过伤之道

阳为气，阴为味，地食人以五味，故五脏所生，本资于五味，五味所化，各凑于本宫。然五脏虽因五味以生，亦因五味以损，所谓损者，正为好而过节，乃见伤也。故酸味过食，令人小便不利，肝叶布举，脾气绝而不行矣，何也？木制土也。咸味过食，令人肌肤缩短，心气抑滞，大骨气劳矣，何也？咸走血，咸归肾，肾主骨也。甘味过食，令人心闷喘满，肾气不平矣，何也？土抑木，甘缓中也，苦味多食，能善脾胃，故脾气不濡，胃气强厚矣，何也？苦性坚燥，脾恶湿而喜燥也。辛味过食，能令筋缓脉润，而精神乃殃矣，何也？辛以散之，用辛补之也。保养者谨和五味，则骨正筋柔，气血以流，腠理以密矣。经又曰"多食咸则脉泣而变色，多食苦则皮槁而毛拔，多食辛则筋急而爪枯，多食酸则肉胝肿而唇揭，多食甘则骨痛而发落"，味多字义，则知见伤之由矣。

冬不按摩议

按摩者，举动手足，扰动筋骨，所谓导引，气血流通也。冬日阳气在骨，君子居室，不当烦扰，不顺冬时，乃为按跷，则阳不藏，遇春阳生，升热薰肺，肺通于鼻，而鼽衄之病形之，夫曰鼽者，鼻中水出也；夫曰衄者，鼻中血出也，而且病于颈项矣。至仲夏，病生于胸胁矣，至长夏，病生洞泄矣，至秋，病生风疟矣，至冬，病生于痹厥矣。夫阳者，人身之精也，身之本也，故冬不按跷，则精气伏藏，阳不妄升，春无病温也。

人身脏腑阴阳考

天有阴阳，人身以其气象参合，故上应乎天之阴阳。以人之阴阳言之，外为阴，内为阳，身之阴阳言之，背为阳，腹为阴，人身脏腑言之，脏为阴，腑为阳。心为阳中之阳，心为阳脏，位处上焦也；肺为阳中之阴，肺为阴脏，位处上焦故也；肾为阴中之阴，肾为阴脏，位处下焦故也；脾为阴中之至阴，脾为阴脏，位处中焦故也。

五脏收受考

木精之气，其神魂，肝居东方，阳升之方也，以目

9

为用，故开窍于目，色青而味酸，其病在筋，或病发而为惊骇也；火精之气，其神神，心居南方，舌为心之官也，少阴之络会于耳，故开窍于耳，色赤而味苦，其病在脉，心主脉，脉气躁动于火也；土精之气，其神意，脾居中央，能化五谷，口主迎粮，故开窍于口，色黄而味甘，其病在舌本，脾脉上连于舌本也，又病在肉，土之柔厚类肉气也；金精之气，其神魄，肺居西方，藏于气者也，鼻气通息，故开窍于鼻，色白而味辛，其病在皮毛，金之坚密类皮毛也；水精之气，其神志，肾居北方，阴精泄注也，故开窍于二阴，色黑而味咸，其病在骨，骨内藏类相同也。

治病必求其本议 此独明二气有阴阳之分

天地间，生死变化，皆阴阳二气也，在于人身同相参合，故治病之道，必先求之于本。所谓本，阴阳二气是也，以其运用标格言之，则阴静而阳躁；以其生杀殊用言之，则阳杀而阴藏；以其大体之变化言之，则阴极而生热，阳极而生寒。若热气在下，则谷不化，故生飧泄；寒气在上，则气不散，故生䐜胀，何也？以阴静而阳躁也，若夫出于耳目口鼻之气，皆本乎天之清阳；出于前阴后阴之气，皆本乎地之浊阴，故惟清阳能发渗泄之门。若五脏包藏，浊阴则走之；若四肢外动，清阳能实之，故六腑内化，浊阴归之也。

治病必求其本议 此明气味阴阳之别

气惟布散，阳为之也，故阳为气，味则从形，阴为之也，故阴为味。然气化则精生，味和则形长，若过其节，则味足以伤形，气足以伤精。味有形也，乃下流于便泻之窍；气无形也，乃上出于呼吸之门。然味有厚薄，气亦有厚薄，阴阳系之也。故气之厚者为纯阳，薄则为阳中之阴；味之厚者为纯阴，薄则为阴中之阳。纯阴厚味，其本润下，故味厚则泄利；纯阳厚气，其本炎上，故气厚则发热。非惟气味分别阴阳也，味之辛甘酸苦，复有阴阳之殊，何者？辛散甘缓，故发散为阳；酸收苦泄，故涌泄为阴也。

治病必求其本议 此明阴阳偏胜之害

天地二气，曰阴曰阳，贵乎各中其节，过其节是谓胜也，胜则病从生焉。故阳胜则热，阴胜则寒，寒则卫气不利而伤形，热则荣气内消而伤气，气伤则热结于内而成痛，形伤则寒薄皮腠而成肿。若先痛而后肿者，是先气证而病形，气伤形也；先肿而后痛者，是先形证而病气，形伤气也，要之皆阴阳偏胜致之也。是以风胜者则摇动，风淫末疾也；热胜者阳结于内，洪肿毕作，甚

11

则荣气逆于肉理，聚为痈脓之肿也；燥胜者津液渴^①涸，皮肤干燥也；寒胜者阴气结于玄府，阳气内攻，故为浮也；湿胜者湿攻脾胃大肠，传道而注泄也。

治病必求其本议 此明喜怒不节之害

春生夏长，秋收冬藏，是谓天之四时也。冬水寒，夏火暑，秋金燥，春木风，长夏土湿，是谓天之五气也。惟有四时，方生五气，犹人有五脏，以生喜怒悲忧恐也，因是五气，更伤五脏之和气矣。是以智者之养生也，必顺四时而适寒暑，和喜怒而安居处。若喜怒不节，寒暑过度，上逆五行，下伤五志，天真之气何可长久？故曰生乃不固也，何也？试以喜怒过节者观之，暴怒者必伤阴，因气上也；暴喜者必伤阳，因气下也。逆气上行，伤于经络，则神气浮越，去离形骸矣。

列别脏腑所伤考

东方生木，在藏为肝，在色为苍，在音为角角，木音也，在声为呼，在窍为目，在志为怒，怒甚则伤肝，在五行为风，风胜则伤筋，在味为酸，过酸筋亦伤矣。

南方生火，在藏为心，在色为赤，在音为徵火音和而

———————

① 渴：恐为"竭"之误。

12

美也，在声为笑，在窍为舌又云开窍于耳，在志为喜，喜甚则伤心，在五行为热，热甚则伤气矣，在味为苦，过苦则气亦伤矣。

中央生湿，在藏为脾，在色为黄，在音为宫宫，土音也，在声为歌，在窍为口，在志为思，思过则伤脾，在五行为湿，湿胜则肉伤，在味为甘，甘胜肉亦伤矣。

西方生金，在藏为肺，在色为白，在音为商金声轻劲也，在声为哭，在窍为鼻，在志为忧，过忧则损肺，在五行为燥，燥胜则伤皮毛，在味为辛，过辛皮毛亦伤矣。

北方生水，在藏为肾，在色为黑，在音为羽水音沉而深也，在声为呻，在窍为耳，在志为恐，恐而不已则损肾，在五行为寒，寒胜则伤血，在味为咸，咸胜血亦伤矣。

七损八益辨

女子以七七为天癸之终，丈夫以八八为天癸之极，然八可益，七可损者，盖女子海满而血下，男子交会而泄精，血因满而下，故曰损，精因会而泄，故曰益。于此可见，血有余于女子，而精常不足于丈夫也。古之人，保性全形，常使血气有余，毋使其不足，所以耳目聪明，身体轻强，老者复壮，壮者益治。苟为不然，离道日远，不明损益之数，耽于声色滋味之中，内耗阴减，中干气衰，年四十而阴气自半，起居衰矣，年五十而体重，耳目不聪明矣，年六十而阴痿，气大衰，九窍不利，下虚上实，涕泣俱出矣，故曰知此损益则强，不知此损益则老也。又考《天年》篇中，人生十岁五脏始定，血气已通，其气在下，故好走，二十岁血气始盛，肌肉方长，故好趋，三十岁五脏乃定，肌肉坚固，血脉盛满，故好步，四十岁五脏筋脉皆盛大平定，腠理始疏，荣华颓落，发鬓斑白，平盛不摇，故好坐，五十岁肝气始衰，胆汁始薄，目始不明，六十岁心气始衰，善忧悲，血气懈惰，故好卧，七十岁脾气虚，皮肤槁，八十岁肺衰魄离，故言善误，九十岁四脏经脉空虚，百岁五脏皆虚，神气皆去矣，兼采集于此，以备损益之验云。

天邪地湿水谷寒热考

天邪者，凡四时之气，八正之风，皆天邪也，能触五脏邪气发疾。故天之邪气，感则害于五脏也，地居卑，卑致湿，湿气流注，不能发散也。人触其湿则荣卫之气不行，感则害于皮肤筋脉也，水谷之气，有寒有热，宜寒而寒，宜热而热，水谷可以养人者，何致害于人也。惟寒热失宜，是以水谷之寒，伤肠及胆气也；水谷之热，伤胃及膀胱也。

十二藏相使贵贱考

心为君主之官，以其清静栖灵，所以出神明也；肺为相傅之官，以其主行荣卫，所以出治节也；肝为将军之官，以其潜隐未萌，所以出谋虑也；胆为中正之官，以其直而不疑，所以出决断也；膻中为臣使之官，以其分布阴阳，所以出喜乐也；脾胃为仓廪之官，以其营养四傍，所以出五味也；大肠为传道之官，以其变化物形，所以出变化也；小肠为受盛之官，以其受已复化，所以出化物也；肾为作强之官，以其形容造化，所以出技巧也；三焦为决渎之官，以其开通闭塞，所以出水道也；膀胱为州都之官，以其居下内空，所以藏津液也，是膀胱也，虽主水道，若得气海之气施化，则溲便注泄，若气海之气不及，则闭隐不通矣。凡此十二官，不得相失也，失则灾害至矣，其所以不得相失者，至道在微，孰知其原，孰知其要哉？在乎心主之官，能察安危，辨善恶，昭明洞然，而明于上，则在下诸司各安其使，以此养生，身不夭伤于非道，若心主不明，则十二官危殆而不安，神气行传之道闭塞而不通，形乃大伤，以此养生则殃矣，故经曰，戒之戒之，言当深慎也。

天真气运考

人之生也，形假地生，命惟天赋，故奉生之气，通

15

系于天，是气也，精神往复，与天参同者也，是以行藏动静悉于天通，岂惟人哉？虽地列九州，与人有九窍莫非通乎天气者也？不知气有盛衰虚实，是不能通天时法地理，岂能工于修养之道乎？所谓通天之气，无太过，无不及，若所直之气，未应至先期而至也，是谓太过之气，命曰气淫，所直之气，应至不至，后期而至也，是谓不及之气，命曰气迫，太过则薄，所不胜而乘所胜，不及则所胜妄行，而所生受病，所胜者我克者也，所不胜者克我者也，假令肝木有余，则金不能制木，木道既余，反薄肺金，而乘于脾土，气淫之谓也，余太过之例同之，假令肝木气少，不能制土，土气无畏，木被土凌，肝木不平，肺金自薄，相迫为疾，气迫之谓也，若不分五治，谬引八邪，天真气运，尚未该通，则人病之由，安能精达哉？

九州谓冀、兖、青、徐、扬、荆、豫、梁、雍是也，九藏形藏四，合神藏五也。形藏四者，一头角、二耳目、三口齿、四胸中是也，神藏五者，一肝、二心、三脾、四肺、五肾是也，故必知。夫变至则病，所胜则病微，所不胜则病甚，因而重感于邪则死矣，盖诸气当其王者，皆必受邪，是以非其时则微，当其时则甚也。

五气食人考

气为无形清阳所化，皆本乎天，故天之气有五，以通人身五脏。是以气之臊者凑肝，气之焦者凑心，气之

16

香者凑脾，气之腥者凑肺，气之腐者凑肾，皆各有所主也。而所以通其气者，则以鼻司之，五气入鼻，藏于心肺，上使五色修明，音声能彰，若心肺有病，而鼻亦为之不利矣。

五脏显象考

心为君主，万物系之，以兴亡故，为生之本，神之变也。心属火，火气炎上，故华在面也，心养血，其主脉，故充在血脉也。

肺藏气，其神魄，其养皮毛，故肺为气之本，魄之处，华在毛，充在皮也。

肾主水，受五脏之精而藏之，故为主蛰，封藏之本，精之处也。

脑者髓之海，肾主骨髓，故所充在骨也，发者脑之所养，故华在发也。

人之运动，筋力所为，肝主筋，其神魂，故肝为罢极之本，魂之居也，爪者筋之余，筋者肝之养，故华在爪，充在筋也。

脾主于受盛，转运不息，故为仓廪之本，口为脾官，脾主肌肉，故华在唇，充在肌也，夫曰华者，发其本藏之显，夫曰充者，扩其本藏之所司也。

筋脉气血髓所属辩

心主血，心藏脉，脉者血之府，久视则伤血，故诸脉属目也。脑为髓海，故诸髓属脑。筋气之坚结者，备于骨节之间，久行则伤筋，故诸筋属节也。血气者，人之神，神者心之主，故诸血属心也，动则血行诸经，静则血归于肝，故人卧则血归于肝也。血用于肝，目为肝窍，故肝受血而能视；血用于足，故足受血而能步；血用于掌，故掌受血而能握；血用于指，指受血而能摄。若卧出而风吹者，则血凝而不行矣，凝于肤为痹，凝于脉为泣血行不利也，凝于足为厥足厥冷也，此三者皆血行而不得其度，逆其经隧也。

六腑藏泻议 并论人身以胃气为本

曰脑、曰髓、曰骨、曰脉、曰胆、曰女子胞，此六者藏而不泻，曰胃、曰大肠、曰小肠、曰三焦、曰膀胱，此五者泻而不藏。所以五脏满而不实者，以其藏精而不泻也；六腑实而不满者，以其传化物而不藏也。然胃与大肠，其虚实更别，方其水谷入口，则胃实而肠虚，食下，则肠实而胃虚，要之，独胃一腑为水谷之海，六腑之大源也，又为五脏之本也，盖五脏皆禀气于胃也，故五味入口，藏于胃，以养五脏气也，藏气者不能自致于脾，必因胃气而至之也，故曰四时以胃气为本。

杂合而治议

上古圣人之治病也，上法天时，下法地势，以砭石治东方，盖东方天地始生之方也，其民业近海滨，食鱼而嗜咸，鱼热中易发疮，盐胜血易发渴，病多痈疡，故治宜砭石也。以攻病之毒药治西方，盖西方天地收引之方也，其民陵居而多风，水土刚强，华食而脂肥，外邪不伤其形，而病生于食色之过，故治宜攻毒之药也。以灸焫①治北方之病，盖北方天地闭藏之方也，其地高风寒水烈，民乐野处而乳食，藏寒生病，故治宜火艾烧灼也。以九针治南方之病，盖南方天地之所长养阳之盛处也，其地卑下，水土弱，雾露之所聚，民嗜酸而食胕②，病多筋挛而脉痹，故宜治微针也。以导引按跷治中央之病，盖中央者，其地平以湿也，其民食杂而不劳，其病痿厥寒热，故宜治导引按跷也导引，谓摇筋骨，动支节，按，谓抑按皮肉，跷，谓捷举手足。此皆圣人随方而用，各得其宜，故治所以异，而病皆愈者，得病之情，知医之大体也。

---

① 焫：音弱，烧意。
② 胕：通"腐"。

祝由治病辨

祝由，南方神也，故之治病无假毒药，不劳针石，祝说病由，病可使愈者，何哉？盖由古人巢居穴处，夕隐朝游，动则身热，可以御寒，静则阴居，可以避暑，且志捐思想，内无眷慕之累，心忘愿欲，外无伸官之形，固保天真，自无邪胜，所以祝由可治病也。当今之世不然也，忧患缘其内苦，形伤其外，失四时之气，逆寒暑之宜，贼风数至，虚邪数侵，内至五脏骨髓，外伤空窍肌肤，所以小病必甚，大病必死，虽毒药针石治犹不能已，况祝由乎？是以古人，虽或违和而内养，既周旋复无恙，祝由乘之，以为功尔，病非祝由之能治，亦不待祝由而后治也。

五痹异同考

风寒湿三气杂合至而为痹。以春甲乙伤于风者为筋痹，以夏丙丁伤于风为脉痹，以秋庚辛伤于风为皮痹，以冬壬癸伤于风者为骨痹，以至阴遇此者为肉痹，此论八风五痹之病也。若夫思虑心虚，外邪从之，积气在中，时害于食，名曰心痹。醉酒入房，善惊气积，中虚而喘，外生寒热，名曰肺痹。寒湿相侵，心下积气，腰痛疝发，是谓肝痹。汗出当风，脾气积腹，名曰厥疝是即脾痹也。沐浴清水而卧，气聚小腹以及与阴，名曰肾

20

痹。名同曰痹，而症不一者，盖八风五痹之痹，乃风寒湿三者杂合而为言也，五脏之痹，脏气不能宣行也。更有病着于筋，筋挛节痛，不可以行，名曰筋痹；病着肌肤，肌肤尽痛，名曰肌痹；病着骨，骨重不可举，骨髓酸痛，寒气至，名曰骨痹。

能合色脉可以万全考

脉之小大、滑涩、浮沉，可以指别，色之青黄赤黑白，可以目察，然其参校异同，断言成败，必合色脉，万举万全。以色白、脉毛而合金应秋，以色青、脉弦而合木应春，以色黑、脉石而合水应冬，以色赤、脉洪而合火应夏，以色黄、脉代而合土应长夏及四季，此其常色脉也。若色与脉不相偶合宜乎，病皆不治，若胃脉尚强，虽病不死，是以凡面色黄，而目青、目赤、目白、目黑者皆不死也。若胃脉已绝，大本既失，病不能治，是以凡面青目赤、面赤目白、面青目黑、面黑目白、面赤目青、面无黄色者皆死，不治也。虽然此以色脉断死生也，若能类推五脏之象，意识五脏之音，则象法旁通，耳聪心敏，善之善者也。赤，如白裹朱，不欲如赭；白，欲如鹅羽，不欲如盐；青，欲如苍璧之泽，不欲如蓝；黄，欲如罗裹雄黄，不欲如黄土；黑，欲如重漆色，不欲如地苍。

十二经死候考

手太阳小肠经也，足太阳膀胱经也，太阳病终者，眼睛不转而仰视，汗出如珠而不流，瘈疭色白是其证也；足少阳胆经也，手少阳三焦经也，少阳病终者，目直视而如惊，百节纵缓而不束，少阳主骨，色见青白，金木相薄是其证也；足阳明胃经也，手阳明大肠经也，阳明病终者，目闪闪而鼓颌，善惊妄言，手足脉躁盛而动，不知善恶是其证也；手少阴心经也，足少阴肾经也，少阴病终者，面黑齿长而垢，小腹胀闭，上下不通是其证也；足太阴脾经也，手太阴肺经也，太阴病终者，腹胀，闭不得息，呕逆面赤，上下不通，皮焦面黑是其证也；足厥阴肝经也，手厥阴三焦脉也，厥阴病终者，中热嗌干，善溺心烦，舌卷卵缩是其证也。凡此十二经败，则气尽而终矣。

人身之气与岁运参合议

苍天布气，尚不越乎五行，人在气中，岂不合乎天道，故正月、二月，天地之气正始发生，木治东方，人气在肝；三月、四月，阳气明盛，地气定发，季终土寄，人气在脾；五月、六月，天气赫盛，地焰高升，火性炎上，人气在头；七月、八月，阴气始肃，类合于金，人气在肺；九月、十月，阴气始凝，地气始闭，随阳而入，人气在心；十一月、十二月，冰复地合，阳气深潜，人气在肾。夫发生于木，长茂于土，盛高而上，肃杀于金，避寒于火，伏藏于水，斯皆随顺乎阴阳之气，升沉之理也。

中气失守戒

中气强固，形体足以镇守，故曰头者精明之府，头倾视深，精神将夺矣，精神既夺，诸病从生。背者胸中之府，背曲肩随，府将坏矣。腰者肾之府，转摇不能，肾将惫矣。膝者筋之府，屈伸不能，行则偻附，筋将惫矣。骨者髓之府，不能久立，行则振掉，骨将惫矣。

梦合诸病考

声合五音，色合五行，脉合阴阳。至于夜梦，亦有合于血气者，是以阴为水也，阴盛则梦涉大火[①]而恐惧，阳为火也，阳盛则梦大火而燔灼，阴阳俱盛，亦类交争，故梦相杀毁伤。气上盛则梦飞，气下盛则梦堕，气内有余，甚饱则梦予，气内不足，甚饥则梦取。肝在志为怒，故肝气盛则梦怒，肺在声为哀，故肺气盛则梦哭。身中短虫多则梦聚众，身中长虫多则梦相击毁伤。

---

① 大火：据文意及《内经》所言，恐为"大水"之误。

心气盛则梦善笑恐畏；脾气盛则梦歌乐身体重不举；肾气盛则梦腰脊两解不属。厥气客于心则梦见丘山烟火，客于肺则梦飞扬，见金铁之奇物，客于肝则梦山林树木，客于脾则梦丘陵大泽坏居风雨，客于肾则梦临渊没居水中，客于膀胱则梦游行，客于胃则梦饮食，客于大肠则梦田野，客于小肠则梦聚邑街衢，客于胆则梦斗讼自刳，客于少阴则梦接内客，客于项则梦斩首，客于颈则梦行走而不能前，客于股肱则梦礼节拜起，客于胞则梦泄便。人之少有厥逆者，其梦妄为，其逆之甚者，梦亦迷乱。肺气虚者，梦见白物，见人斩血有死状，肺虚而乘秋者，梦见兵战；肾气虚者，梦见舟船溺人，肾虚而乘冬者，则梦伏水中，若有恐畏；肝气虚者，则梦茵见生草，肝虚而乘春者，则梦伏树下不敢起；心气虚者，则梦救火阳物，心虚而乘夏者，则梦燔灼；脾虚者，则梦饮食不足，脾虚而乘辰戌丑未之月，则梦筑垣盖屋然此梦合诸病，自理推之耳，恐难尽合也，亦不可视以为诞。

中风戒

风者百病之长，先百病而易有之者。是以风寒客止肌肤，寒胜腠理，故毫毛毕直，玄府闭密而热生，当是之时，故可汗而发泄也，不为发汗，使寒气伤形，肌肤不仁而肿痛，当是之时，可汤熨火灸刺而去之也。弗治，病入于肺，咳发气上矣，弗治，肺传于肝，胁痛食反出矣，弗治，肝传于脾，腹中热而烦心，出黄色于

24

便，泻之所矣，弗治，脾传于肾，少腹冤热而痛矣，弗治，肾传于心，筋脉相引而急矣，肾传心，心复传肺，寒热作而法当三岁死矣，此乃传胜之次第也。其有卒发者，不必依传之次第矣。夫人既被风寒所中，凡五志所发，毋令乱发，触动病气。若因而遇喜则肾气乘，因而遇怒则肝气乘，因而遇悲则肺气乘，因而遇恐则脾气乘，因而遇忧则心气乘。由是大骨枯槁，大肉陷下，肺伤而六月死也，心伤而一月死也，脾伤而十月死也，肾伤而期一岁死也，肝伤而立见其死也。病风者，以日夕死也，大凡风之中人，必乘虚时及新用力。若饮食汗出，腠理开而中于邪，中于面则下，阳明中于项，太阳中于膺背两胁，其有中于阴者，常从臂胻始，夫臂胻其阴，皮薄，其肉淖泽①，受风也。

形气脉　参合以决生死考

气盛形盛，气虚形虚，是谓形气相得，谓之可治。气色浮润，血气相营，谓之病易治。形盛气虚，气盛形虚，是谓相失，谓之病难治。色夭不泽，谓之病难已。形盛脉细，少气不足以息者危。形瘦脉大，胸中多气者死。目内陷者死，病热脉静者死，泄而脉大者死，脱血而脉实者死，脉逆四时者死。脉盛，皮热，腹胀，前后

---

① 淖泽：微湿润也。

不通，闷瞀，是谓五实，五实者死。脉细，皮寒，气少，泄利前后，饮食全不入，是谓五虚，五虚者死。九候虽调，形肉已脱者死，脉不往来者死，骨干枯而皮肤著者死，脱肉绝谷，身不能行者死。

诊法始略

人之死生系于脉，诊脉者，所以决生死之分也，其理微，其义深，不得其诊之法，死生何以决哉？是以古人诊法，尝以平旦为天之阳，阳中之阳也，阴气未动，阳气未散，饮食未进，经脉盛，络脉调，血气未乱，乃可以切脉之动静，以知其脉之有过与脉之无过也。然精明之穴，五色之见，五脏之有余不足，六腑之强与弱，形之盛与衰，人之死生亦系之也。是以善诊者，既切脉之动静矣，而又视精明精明穴也，察五色，观五脏六腑与形，以此参决死生之分，则万举而万当矣。再观《内经》曰：五脏已败，其色必夭，夭必死。经又曰：度其形之肥瘦，以调其气之虚实，实则泻之，虚则补之，故经曰：诊病之道，观人勇怯骨肉皮肤，能知其情，以为诊法也。

喘分属五脏考

气之出入，自有常候，变易常候，斯名曰喘，喘则气淫不次。是以夜行则喘出于肾者，盖肾主于夜，气合

26

幽冥，故夜行则喘息，内从肾出也，因而为肺病矣。堕恐则喘出于肝者，盖恐生于肝，堕损筋血，因而奔喘，故出于肝也，因而为脾病矣。惊恐则喘出于肺者，盖惊则神无所归，心无所倚，气乱胸中，故喘出于肺也，因而为心病矣。度水跌仆喘出于肾与骨者，盖湿气通肾，肾又主骨故也，跌谓足跌，仆谓身倒也，其有不得卧，卧则喘者，水也。

汗分属脏腑考

经曰：阳在上，阴在下，阳加于阴，则谓之汗，又曰：心液为汗，又曰：阴虚者，阳必凑之，故少气时热而汗出也，是宜汗出，无关于脏腑，亦无分于脏腑者。然而饮食饱甚，汗出于胃者，甚饱则胃满故也。惊而夺精，汗出于心者，心精夺去，神气浮越故也；持重远行，汗出于肾者，骨劳气越，肾复过疲故也；疾走恐惧，汗出于肝者，暴役于筋，罢极肝气故也；旋体劳苦，汗出于脾者，动作用力，谷精四布故也。要之，脏腑之汗，非自然出也，皆不适其性而强为过用，故汗出也。故经曰：生病起于过用也。

饮与食入胃分别考

饮食养生，均是切务，胃主盛受，更有分别。食气入胃，散谷精之气而入于肝，足以养筋，输谷精之气而

27

归于心，足以养脉。脉气得养，经气归宗，上朝于肺，肺受百脉之朝令，而输精气于皮毛，毛脉合精，而行气于两乳间之膻中，由是膻中布气，分为三队，下者走于气街，上者走于息道，中者积于气海，如是分化，则中外上下，各得其所，其食气入胃如此。饮入于胃，至于中焦，水化精气，上注于脾，夫饮者水也，脾者土也，水土合化，上滋肺金，金气通肾，故通调水道，转注下焦之膀胱，而为溲矣，由是水精布焉，经气行焉，筋骨成而血气顺焉，可以配四时之寒暑，可以符五脏之阴阳，揆度其盈虚之数，以为常法也，其饮入于胃如此。

五脏虚实病生考

经曰：邪气盛则实，精气夺则虚。又曰：有余为实，不足为虚。治病必先度其气之虚实，虚则补之，实则泻之，此其法也。试以五脏病之虚实言之，两胁痛引少腹，令人善怒者，肝之实也；目无见，耳无闻，如人将捕之者，肝之虚也；头痛耳聋颊肿者，肝气逆也；胸与膺背肩胛两臂痛，而胁支满者，心之实也；胸腹胁下与腰相引而痛者，心之虚也；其或呕吐者，心之变病也；身重肉痿，足不行，脚下痛，善肌①而善瘈者，脾之实也；腹满肠鸣，飧泄食不化者，脾之虚也；喘咳气

---

① 善肌：恐为"善饥"之误，下同，不复出注。

逆，汗出肩背，股膝腨足皆痛者，肺之实也；少气不能报入息，耳聋嗌干者，肺之虚也；腹大胫肿，身重汗出憎风者，肾之实也；清厥①意不乐，胸与大小肠俱痛者，肾之虚也。勿虚虚，勿实实，医者其慎诸。

五入五禁戒

五入者，五味入胃也，五味入胃，各归所喜，肝合木而酸先入之，肺合金而辛先入之，心合火而苦先入之，肾合水而咸先入之，脾合土而甘先入之，口嗜而先入，故曰五入也。咸走血，血病无多食咸，苦走骨，骨病无多食苦，甘走肉，肉病无多食甘，酸走筋，筋病无多食酸，口嗜而欲食不可多也，故曰五禁。

五并戒

并者，谓正气不足，而所胜之气并而夺之谓也。故肺虚而心精并之则喜，喜乐无极，魄则伤矣；肝虚而肺气并之则悲，悲哀动中，魂则伤矣；脾虚而肝气并之则忧，忧愁不解，意则伤矣；肾虚而脾气并之则畏，畏惧不解，精则伤矣；心虚而肾气并之则恐，惊恐思虑，神则伤矣，是谓五并，虚而相并之谓也。

---

① 清厥：出《藏气法时论》，谓清冷气逆也。

五　恶　戒

五脏有所喜，则有所恶，所恶者，非其脏之所宜而恶之也。心主脉，热则脉溃渴，故心恶热；肺主气，寒则气留滞，故肺恶寒；肝主筋，风则筋躁急，故肝恶风；脾主肉，湿则肉痿肿，故脾恶湿；肾主精，燥则精涸渴，故肾恶燥。凡有所恶，宜皆避之。

五劳所伤戒

五劳所伤者，以其劳则伤也，所谓劳者，劳于五脏也。故久视劳于心，而血伤矣；久卧劳于肺，而气伤矣；久坐劳于肉，而脾伤矣；久立劳于骨，而肾伤矣；久行劳于肝，而筋伤矣。视卧坐立行走，身之用也，焉能伤人？惟其久而不知节焉，则劳矣，劳则未免有伤，故曰五劳所伤也。

形志苦乐致病戒

形谓外之身形，志谓内之心志，其苦与乐者，皆从外之所遇，而为之苦、为之乐也，外者未尝不之内，内者未尝不之外，志与形，不相离，而病从生矣。人有形乐志苦焉，谓其结虑过思，而不任劳役者也，夫心思过虑，则血气不顺，病生于脉矣。人有形乐志乐者焉，谓

30

其筋骨不劳，而心神悦怿也，夫形志俱乐，则卫气怫然，病生于肉矣。有形苦志乐者焉，谓其修业就役，而心无思虑者也，夫过用其力，则筋脉受损，而病生于筋矣。有形苦志苦者焉，修业就役，结虑深思者也，夫形志俱苦，则肝并脾，肝与胆合，咽为之使，病生于咽嗌矣。若夫形多惊恐，则经络不通，由是四肢不应其用，而痛痹不仁之病生矣。

脾胃为表里生病异同考

脾胃脏腑皆合于土，病生而异者何哉？盖脾脏为阴，故凡饮食不节，起居不时，则脾脏受病，其为病也，腹满闭塞，下为飧泄，久则肠澼，不能为胃行其津液，四肢不用，不得禀水谷，气日以衰，脉道不利，筋骨肌肉皆无气以生，是脾之为病如此也。胃腑为阳，凡犯贼风虚邪，则胃腑受病，其为病也，恶人与火，闻木音则惕然而惊，病甚则弃衣而走，登高而歌，不食数日，踰垣上屋，妄言骂詈，不避亲疏而歌，胃之为病如此也。是以伤于风者属于胃，胃为阳，阳气炎上，上先受风也；伤于湿者属于脾，脾为阴，阴气润下，下先受湿也。阳病者，上行极而下，阴病者，下行极而上，亦病之大概然也。

伤 寒 考

寒为杀厉之气，中而即病，名曰伤寒。寒既伤薄于肌肤而不散，于是病热，热虽甚，不死也。一日膀胱受之，头项痛腰脊强；二日胃腑受之，身热目痛而鼻干；三日胆腑受之，胸胁痛而耳聋，然未入于脏，可汗而已；四日脾脏受之，腹满而嗌干；五日肾脏受之，口燥舌干而渴；六日肝脏受之，烦满而囊缩；七日膀胱病衰，头痛少愈；八日胃病衰，身热少愈；九日胆病衰，耳聋微闻；十日脾病衰，思饮与食；十一日肾病衰，渴止舌干已而嚏；十二日肝病衰，囊纵，少腹微下，病日已矣。大抵未满三日可汗也，满三日者可下也，此其常法也。然有表证，虽日过多，脉尚浮数，犹宜发汗；日数虽少，即有里证而脉沉细数，犹宜下之。其有病热已愈，而时有所遗者，强食谷肉，与脏热相搏，两热相合故也，治之者，视其虚实而补泻之则已也，何也？脾胃气虚，肉坚食驻，未能消化故也。然有一日之间，心胆俱病，头痛口干而烦满；二日之间，脾胃俱病，腹满身热，不食而谵言；三日之间，肝胆俱病，耳聋囊缩而厥，水浆不食，不知人。此谓两伤于寒，六日死矣，若不知者，三日死也。凡病伤寒而成温者，先夏至者为病温，后夏至者为病暑。夫曰病温者，以阳热未甚，为寒所制也；夫曰病暑者，以其阳热大甚，寒不能制也。凡治暑病，当汗之而勿止，止则热反甚矣。夫伤寒变证条

32

目甚繁，议论甚广，总不出此范围也。

热病考

温病曰：热病也，热散五脏，病各不同。肝热者，左颊先赤，溺黄腹痛，狂言及惊，胁痛，手足躁扰，卧不得安，庚辛则病甚，甲乙大汗气逆，则庚辛死也；心热者，颜先赤，先不乐数日，心痛闷呕，头痛无汗，壬癸甚，丙丁大乱气逆，则壬癸死矣；脾热者，鼻先赤，先头重颊痛，烦心，颜青欲呕，腰痛不可用俛仰，腹满泄而颔痛，甲乙甚，戊己大汗气逆，则甲乙死矣；肺热者，右颊先赤，先恶风寒，起毫毛，舌上黄，喘咳，痛走膺背，头痛汗出而寒，丙丁甚，庚辛大汗气逆，则丙丁死矣；肾病者，颐先赤，先腰痛胻痠，苦渴不欲言，头痛员员①，戊己甚，壬癸大汗气逆，则戊己死矣。夫治热病者，乘其未发，见赤色者，刺之，饮寒水，衣寒衣，居止皆寒，身寒而止也。然有汗出而脉躁，不为汗衰，狂言不食者，乃阴阳交合之气不能分别，名曰阴阳交，死不治矣，狂言者，是失志，死不治矣。其有汗出而身热者，风也；有汗出而烦满不解者，厥也；其有唾出，若涕，恶风而振寒者，劳风也，劳风者，肺伤，其涕不能吐者，死不治也。载考，热病不治有八：汗不

---

① 员员：谓头眩晕貌，据考，当为"贞贞"之讹误。

33

出，大颧发赤，哕者，一也；泄而腹满甚者，二也；目不明，热不已者，三也；汗不出，呕下血者，四也；舌本烂，热不已者，五也；咳而衄，汗不出，出不至足者，六也；骨髓热者，七也；腰折瘛疭，齿噤齘者，八也。

医学钩玄卷之一终

卷 之 二

水 肿 考

肾主水，居下焦，膀胱为府，主其分注，开窍二阴，肾气行则水通，肾气闭则水积，水积则气停，气行则水生矣。夫肾气上逆，则水气客于肺中，肺肾俱溢，聚水腹中而生病，惟水聚肾，故腹至足而胕肿，水聚于肺，故喘急贲急而大呼，至有不得偃息而卧。夫水病，目里微肿如卧蚕状，何也？水，阴也，目下亦阴也，腹，至阴之所居也，肾，至阴也，肺，太阴也，其本在肾，其末在肺，其发在目下与腹及胕也。当是之时，法当启玄室以遣气，泻膀胱以去水，经所谓"去菀陈莝"，开鬼门以汗之，洁净府以下之。然有入房劳甚，汗出逢风，内不入于脏腑，外不越于皮肤，客于玄室，行于皮里，从风而水，名曰水风，斯症也，恐不能概用去菀陈莝之法也。凡水，胸痛少气，水在脏腑也，上喘者，水客于脾胃也，凡病水者，以日夕[①]死也，三阴结为水也，

---

① 日夕：恐为"旦夕"之误。

下焦溢为水也，其有不烦不渴，小便涩少而清，大便多泄者，阴水病也。其有烦渴，小便赤涩，大便多秘者，阳水病也。其有庞然如水状，身无痛，形不瘦，不能食者，肾气病也。其有腹如鼓，四肢肿，水气在皮肤四肢中，聂聂动者，皮水病也。其有骨节痛，恶风自汗者，黄汗病也。其有身重，少气不得卧而烦躁，其阴太肿者，心水病也。其有腹大不能转侧，胁下胁中痛，小便续通者，肝水病也。其有身肿小便难，时时鸭溏者，肺水病也。其有腹大四肢重，少气口苦，小便难，脾水病也。其有腹大脐肿，腰痛不得溺，阴下湿，其足厥冷，面瘦者，肾水病也。其有色苍黄，腹筋起者，腹胀病也。其有寒气客于皮肤，腹大身肿，皮厚，腹色不变者，肤胀病也。其有寒气客于肠外，瘜肉乃生，肥大如鸡卵，至其成状若怀子久者，离岁，按之则坚，拒之则移，月事以时下者，肠覃病也。其有寒气客于子门，恶血留止，日以益大，状如怀子，月事不以时下者，石瘕病也，肠覃、石瘕皆女子病也。

疟病考

夏伤于大暑，其汗大出，腠理开发，因遇夏气凄凄之寒，藏于腠理皮肤之中，至秋后伤于风，则病成矣。寒先伤者，先寒后热，名曰风疟；风先伤者，先热后寒，名曰温疟；其有热而不寒，乃阴气先绝，阳气独发，名曰瘅疟。曰风疟者，得之秋，伤于风也；曰温疟者，得之冬，伤于风寒也；曰瘅疟者，得之肺，素有热，阳盛而不衰也。其以秋病者，寒甚；以冬病者，寒不甚；以春病者，恶风；以夏病者，多汗。胃虚则恶寒战栗，颐颔振动；膀胱虚则腰背头顶痛，喘而渴欲冷饮，以日作，以时发，先起于毫毛伸欠，皆其症也。然有足太阳膀胱之疟焉，腰痛头重，寒从背起，热止而汗出不已者是也；有足少阳胆之疟焉，寒热不甚，恶见人，见人心惕惕然，汗出甚者是也；有足阳明胃之疟焉，寒甚乃热，热甚汗出，喜见日月光，火气乃快然者是也；有足太阴脾之疟焉，心不乐，好太息，不嗜食，善呕，多寒热而汗出者是也；有足少阴肾之疟焉，呕吐，欲闭户而处者是也；有足厥阴肝之疟焉，腰痛，少腹满，小便不利者是也；有手太阴肺之疟焉，热间善惊，如有所见者是也；有手阳明大肠之疟焉，善饥而不食，食而支满腹大者是也；有手少阴心之疟焉，寒多不甚热，令人烦心者是也。别其所属而治之，治疟其庶几矣。

脏腑寒气相移考

脏腑未尝有寒气，感于天之寒，入于此脏，则为此脏之寒，入于彼脏，则为彼脏之寒，相移者，脏腑气自相通，而寒亦因之相移也。故肾伤于寒，则传于脾，脾主肉，寒生于肉，故结坚化脓，而为痈，气亦少也；脾伤于寒，则传于肝，肝主筋，筋肉连，比肉冷，则筋急气结，故筋挛，而成痈肿也；肝伤于寒，则传于心，心主神，寒气薄神，故神乱发狂，隔塞，而中不通也；心伤于寒，则传于肺，肺主金，心火内烁，金精受克，故中消，而死不治也；肺伤于寒，则传于肾，肾主水，肺与大肠受病，水因寒凝，则大腹疾行，而为水病也。经曰：寒者温之。

脏腑热气相移考

脏腑有热，亦从外受者也。脾移热于肝，则惊而鼻血；肝移热于心，则火木相燔而当死；心移热于肺，则鬲热消渴而多饮；肺移热于肾，则骨强而不举，筋柔缓而无力；肾移热于脾，则土难治水，传为虚损，肠澼而不治；胞移热于膀胱，则不得小便而溺血；膀胱移热于小肠，则下便不通，而上口生疮；小肠移热于大肠，则血溢而为伏瘕，月事沉滞而不行；大肠移热于胃，则多食而肌肤不生；胆移热于脑，则鼻酸痛而涕下不止，或鼻血，或汗血，目亦为之不明。经曰：热者凉之。

咳 病 戒

天有寒邪，感之者有微甚，甚者则肠胃泄利，轻则发咳。咳病，肺先受之。盖寒气入胃，上至于肺，肺因寒客则为咳，而五脏亦各因其时而受之。秋则肺先受之

38

也，春则肝先受之也，夏则心先受之也，至阴①脾先受之也，冬则肾先受之也。肺咳则喘急唾血，不已则大肠受邪，气不禁而遗失也；心咳则咽肿喉痹，不已则小肠受邪，气下奔而俱失也；肝咳则胁痛胀满，不已则胆受邪，呕出温苦汁也；脾咳则痛引肩背而不能动，动则痛剧，不已则胃受邪，呕甚则长虫出也；肾咳则腰痛咳涎，不已则膀胱受邪，咳而遗尿也；若久咳不已，则三焦受邪，腹满不食。此皆聚于胃，关于肺，使人多涕唾而面浮肿矣。

五脏卒痛考

五脏卒痛者，五脏卒然而痛，言痛之暴起也，其痛之卒然者，卫气不入，寒内薄之也。其有卒然而止者，得热则痛立止也。其有痛甚不休者，以重寒难释也。其有痛甚不可按者，邪气内攻，血气乱也。其有按之而即止者，寒气释而血气散也。其有按之无益者，寒气客于侠脊也。其有喘动应手者，寒气客而冲脉不通也。其有心背引痛者，脉因寒泣而血虚也。其有胁与少腹引痛者，血因寒泣而脉急也。其有腹痛引阴股者，血因寒泣在下也。其有久痛而成积者，血因寒泣不得注于大经也。其有卒痛，死不知人，少间复生者，脏气被寒不

---

① 至阴：犹言长夏也。

39

行，气不得通也。其有痛而呕者，肠胃因寒客之也。其有腹痛而泄者，寒气客于传导之府，物不得停留也。其有痛而闭不通者，乃热气留于肠中也。何以辨其为寒热也？视其色，黄赤热而白寒也。何以察其为痛也？视其色之黑与青也，青因血凝，而黑则痛也。

九 气 戒

怒则气上者，肝怒则阳气逆上，肝害于脾，故甚怒则呕血而飧泄也。喜则气缓者，喜则气脉和调，故气徐缓而不迫也。悲则气消者，悲损于心而动肺，营卫不散，热气在中而消索也。恐则气下者，阳精不下，阴气不散，下焦凝聚而胀满也。寒则气收者，腠理闭，气不行也。炅则气泄者，阳气舒，肤腠开，津液渗而汗泄也。惊则气乱者，心无倚，神无归，虑无定，奔越而平条理也。劳则气耗者，喘息汗出，内外逾越乎常纪也。思则气结者，心存神，归系而不散也，善调者气自平焉。

中 风 考

风之伤人也，善行而数变。腠理开，则洒然寒，腠理闭，则热而闷。寒则衰饮食，热则消肌肉。肥人中则热中而目黄，瘦人中则寒中而泣出。客于肉，则皮顽不知而为不仁；客于脉，则皮肤疡溃而为疠；客于肺，时

40

咳短气，胗①在阙盆，其色白；客于心，善怒吓人，言不能快，胗在口，其色赤；客于肝，善悲嗌干，时憎女子，胗在目下，其色青；客于脾，身体怠惰，口不嗜食，胗在鼻，其色黄；客于肾，面肿脊痛，不能正立，胗在肌上，其色黑；客于胃，食饮不下，形瘦腹大，客于首，头痛至三日即愈。若因醉取风，名曰漏风，汗流如雨，骨节懈惰而不能劳事者，其状也。汗泄取风，名曰泄风，口干体重，亡阳寒生而不能劳事者，其状也。若病生在肾，名曰肾风，身无痛，形不瘦，不能食者，其状也。凡中风者，皆多汗恶风，惟漏风、泄风不然也。其有客于筋肉肌骨者，则骨痛筋挛而生痛肿也。有谓之偏风者，随俞左右而中者也。其有谓之脑风者，循风府而上，中之者也。其有谓之内风者，入房汗出而中者也。其有谓之首风者，新沐浴而中之者也。

风寒湿发病辨

风，风邪气也，寒，寒邪气也，湿，湿邪气也，三气杂至，合而成病，一名曰痹也。其风气胜者为行痹，寒气胜者为痛痹，湿气胜者为著痹，夫曰著痹者，湿则皮肉筋脉受之，故著而不走也。以冬遇者为骨痹，以春遇者为筋痹，以夏遇者为脉痹，以至阴遇者为肌痹，以

---

① 胗：恐为"诊"之误，下同，不复出注。

秋遇者为皮痹，各以其时受伤，病亦随所脏而成之也。但风胜者易已也，入脏者死也，留连于筋骨间者，久痛也，其留皮肤间者，易已也。其在于骨者，骨重不可举也，其在于脉者，血凝不流也，其在于筋者，筋挛节痛，屈而不伸，不可以行者也，其在于肉者，皮顽不仁，肌肤尽痛者也，其在于皮者，寒也，凡痹逢寒，则皮中如虫行，热则纵缓，不相就也。其逢湿甚者，多汗而濡也，其寒者，阴气胜也，其热者，阳气胜也，其客于六腑者，水谷之寒热感之也。

痿病考

痿弱无力以运动曰痿，病生于五脏之热。肺热则生痿躄，痿躄者，足挛不得伸以行也；心热则生脉痿，脉痿者，胫纵而不任地也；肝热则生筋痿，筋痿者，口苦而筋挛也；脾热则生肉痿，肉痿者，肌肉不仁也；肾热则生骨痿，骨痿者，骨髓枯而腰脊不举也。肉痿者，多得之湿地；筋痿者，多得之入房太息；脉痿者，多得之悲哀血崩；骨痿者，多得之劳倦逢热而渴；痿躄者，多得有所失忘，所求不得。其有足痿弱而不用者，以胃热致虚也，是以古人治痿，独取阳明一经，盖阳明为脏腑之海，主润宗筋，束骨而利机关者也宗筋，阴毛上横骨，上下之竖筋，胃之司也。

厥 病 考

肾气内脱，太阴之气逆而上行，或令人暴不知人，或至半日，远至一日，乃知人者，病名曰厥。厥分阴阳：二阳之脉衰于足，则寒起于五指之里，集于膝下，而聚于膝上；三阴之脉衰于足，则热起于五指之表，集于足下，而聚于足心。凡寒厥，因秋冬之时，多欲而夺其精气，邪因从而逆上也；凡热厥，因醉饱入房，热聚脾中，而热生于手足也。凡厥不得前后，手足寒者，不治也，凡厥心痛引喉，身热者不治也。头重足不能行，发为眗仆者，巨阳厥也；癫疾走呼，腹满不卧，面赤而热，妄见妄言者，阳明厥也；暴聋胁痛，颊肿而热者，少阳厥也；腹满胀后不利，不欲食，食则呕，不得卧者，太阴厥也；口干溺赤，腹满心痛者，少阴厥也；少腹肿痛，腹胀，泾溲不利，好卧屈膝，阴缩内热者，厥阳厥也。其有身脉皆动而形无知者，乃尸厥也。

口苦口甘头痛癫疾重身九月而瘖五病辨

人有病口甘者，何也？以数食甘美而多肥，口通脾气，故口甘是脾之湿，肥美之所发也。人有病口苦者，何也？以数谋虑不决，胆虚，气上溢，而口为之苦也。人有病头痛，数岁不愈者，何也？犯大寒，内至于脑，故令头久痛而齿亦痛也。人生而有癫疾者，何也？以母腹中，母受大惊，令其子为癫疾也。女子怀胎至九月而瘖者，以气不能营养乎肾，当十月而自复也。尝考刘河间云：肝热则口酸，心热则口苦，肺热则口辛，脾热则口甘，胃热则口淡，肾热则口咸，与《内经》口苦六义不同者，并取于此。

谷气虚实辨

荣气之道，内谷为贵，谷入于胃，气传于肺，故谷盛则胃气亦盛，谷虚则胃气亦虚，此其道之常也，反此常道，病乃从生。是以谷入多而气少者，得之有所脱血也；谷入少而气多者，邪在胃与肺也。

血脉虚实辨

脉者，血之府，虚实相同，反此者病。凡脉气盛而身寒，脉气虚而身热，脉气盛而血少，脉气少而血多，皆谓三反，失常平之候也。其脉盛而血少者，风气盛满，水浆不入于脉也；其脉少血多者，留饮于脾胃之中，脾气溢而发热也。

五脏有余不足生病辨

心之藏曰神，有余则笑不休，不足则悲；肺之藏曰气，有余则喘咳上气，不足鼻息不利，少气；肝之藏曰

44

血，有余则怒，不足则恐；脾之藏曰形，有余则腹胀，大小便不利，不足则四肢不用；肾之藏曰志，有余则飧泄腹胀，不足则厥。胀谓胀起，厥谓气通行上冲也。

风雨寒湿中人辨

风雨之伤人也，先客于皮肤，传入于血脉。血气与邪气并客于分腠之间，外坚充满不可按，按之则痛矣。寒湿之中人，收于皮肤，肌肉坚紧，荣血泣而不行，卫气散而不流，可以按，按之则气温，快然而不痛矣。凡血气喜温而恶寒，寒则泣而不流，温则消而去之也。

阳盛生外热阴虚生内热辨

阳盛何以生外热也？外伤寒毒，内薄诸阳，寒外盛则皮肤收，腠理密，蓄聚无所流行矣。由是寒气外薄，阳气内争，积火内燔，故生外热也。阴虚何以生内热也？有所劳倦，形气衰少，谷气不盛，上焦不行，下脘不通，则胃气热矣。由是热气熏于胸中，故内热也。

亢则害承乃制考

时至而气至，和平之应也。其有至而不至，是谓不及，有至而太过，是谓亢也，亢极则有害，假水过于亢，则土受其害矣。故经曰：相火之下，水气承之，水位之下，土气承之，土位之下，风气承之，风位之下，金气承之，金气之下，火气承之。制其所胜，不使其侮所不胜，使亢而无制，则所胜者寡于畏，故曰害也。天之阴阳，是谓六六，曰太阳为寒，曰少阳为暑，曰阳明为燥，曰太阴为湿，曰厥阴为风，曰少阴为火是也。其所谓六气者，木初也，火二也，相火三也，土四也，金五也，水则终矣。所谓天符岁直，不过以此推之者也。惟当其期则应，衍其期则否，否则逆，逆则变，变则病生，故亢者亦言其逆也，故曰害则败乱，言生化大乱也。

感邪生病辨

清气大来①，燥之胜也，风木受邪，肝病生焉；热气大来，火之胜也，金燥受邪，肺病生焉；寒气大来，水之胜也，火热受邪，心病生焉；湿气大来，土之胜也，寒水受邪，肾病生焉；风气大来，木之胜也，土湿受邪，脾病生焉，是谓感邪而生病也。所谓感者，盖谓外有其气，而内恶之，中外不喜，因而遂病，是谓感也。若又乘年之虚，失时之和，遇月之空，是谓重感于邪，则病危矣太来者，太过。所谓岁气有余也，非太过、非不及，是谓平运岁也，平岁之气，物生脉应，所谓岁令病者亦鲜。

---

① 大来：亦即"太来"，其意本段后详。

46

同病异治法

西方、北方，其地高，高者气寒，东方、南方，其地下，下者气热。试观之，高山多雪，平川多雨，高山多寒，平川多热。夫所居之地既高，则肤腠自密，况其所食者热，故宜散宜寒者，治之法也。所居之地既下，则肤腠疏豁，况其所食者冷，故宜收宜温者，治之法也。夫曰散者，谓温浴使中外条达也；夫曰收者，谓温中不解表也。是以病虽同而治之则异也，惟其异也，故阴方之人，阳不妄泄，正气坚守，其人多寿；阳方之地，阳气耗散，风湿数中，其人多夭，其中各有微甚，此寿夭之大异也。故曰高下之理，地势使然，高者其气寿，下者其气夭也。然寿夭更有说也，形充而皮肤完者则寿，形充而皮肤急者则夭，形充而脉坚大者则寿，形充而脉小弱气衰者危，形小而颧不起者骨小，骨小而夭，形充而肉坚者则寿，形充而肉不坚则夭也。

五脏气味各有所生各有所胜各有所伤辨

肝有二布叶，一小叶，如木甲拆之象，宣发阳和之气，魂之宫也。肝味主酸，盖酸味入胃，生养乎肝，乃成筋膜，自筋流化，乃入于心。然味过于酸，反足以伤筋，酸能走筋故也。肝气主怒，怒极伤肝，惟悲胜之，悲发怒止，凡肝脏旺者，自能知止而不疑于事，虑远而

47

不涉于危也，位居东而主风，乘丁岁则肝及经络受邪而为病，胆之府附焉。夫曰肝主酸者，始自木气之生化也，东方之野，生味多酸，此其信也。心形如未敷莲花，中有七空，以导引天真之气，神之宇也。心味主苦，盖苦味入胃，化入于心，乃生血脉。苦味营血，流化养脾，味过于苦，足以伤气，热则气促故也。心气主喜，喜极则气竭而伤心，惟恐胜之，恐至则喜乐皆泯故也。位居南而生火，乘癸岁则心脏经络受邪而为病，小肠之腑附焉。夫曰苦者，皆火气之所合散也。南方之野，生物多苦，此其信也。脾象马蹄，内包胃脘，经络之气交归于中，以营真灵之气，意之舍也。脾味主甘，甘物入胃，先入于脾，生长脂肉，自肉流化，乃养乎肺。然味过乎甘，足以伤肉，惟酸足以胜之也。脾主思，过则伤脾，惟怒足以胜之，怒则不思忿而忘祸故也。位居中央而生湿，乘己岁则脾脏经络受邪而为病，胃之府附焉。夫曰甘者，始自土之生化也。肺之形似人肩二布叶，数小叶，中有二十四空行列，以分布诸藏清浊之气，主藏魄也。肺味主辛，辛物入胃，先入于肺，乃生养皮毛，化生肾脏。然味过乎辛，足以伤皮毛，惟苦足以胜之，火味化金故也。肺主忧，忧愁则气闭而不行，惟喜足以胜之，肺藏气，愁则气结，喜则气散故也。位居西而生燥，乘乙岁则肺与经络受邪而为病，大肠之府附焉。肾脏有二，形如红豆相并，曲附于膂筋，外有脂裹，里白表黑，主藏五脏之精。肾味主咸，咸物入胃，先入于肾，生养骨髓，乃流于肝。然味过乎咸，

48

寒甚血凝，足以伤血，惟甘足以胜之，甘为土味，自胜水咸故也。肾主恐，恐惧不解，足以伤精，惟思足以胜之，思见祸机，自无忧恐故也。位居于北而生寒，乘辛岁则肾与经络受邪而为病，膀胱之腑附焉。

必先岁气无伐天和辨

　　岁气者，木初气也，火二气也，相火三气也，土四气也，金五气也，水终气也。天和者，太阴所在，其脉沉也；少阴所在，其脉钩也；厥阴所在，其脉弦也；太阳所在，其脉大而长也；阳明所在，其脉涩而短也；少阳所在，其脉大而浮也。能明岁气，更详脉道，则虚实盛衰邪正，推而明之，可以救人长命；不察虚实，但思攻击，而盛者转盛，虚者益虚，是谓致邪，是谓失正，病从兹而甚，真气日消，殃咎之来，莫可逃矣，故经曰：无盛盛，无虚虚，无致邪，无失正，否则遗人夭殃，绝人长命也。夫岁气之盛衰，经之所谓，至而不至，不至而至之谓也。六脉盛衰，经之所谓，长、短、洪、微、虚、实是也。假令风木司岁，其脉应在厥阴，宜盛而衰，宜衰反盛，不先知岁气而逆天和矣，故曰：实实虚虚，医致之也，推而详之，思过半矣。更详经中云：少阴在泉，则寸口不应；厥阴在泉，则右不应；太阴在泉，则左不应；少阴司天，则寸口不应；厥阴司天，则右不应；太阴司天，则左不应，是亦岁气天和相合之义也。

肺伤不能饮食呕血戒

肺气伤则脾气不守，肺脏损则气不行而胃满，是以饮食为之不入也。若肺脏损则经脉傍绝，而不流行五脏之气，上溢而漏泄，所以不衄血则呕血也，何也？肺主鼻，胃应口也，口鼻者，气之门户也，肺脏损而胃气不清，所以不上衄则血下流于胃，而呕出也。然伤肺、伤脾，衄血、泄血，标出俱异，本归亦殊，二者不相类，宜辨别之。

贵贱贫富中病戒

贵者尊荣，贱则屈辱，若贵脱势，是为常贵后贱，故虽不中邪，而血脉虚减，忧怀煎迫，精神内伤矣。富则丰财，贫夺丰财，是为始富后贫，故虽不伤邪，而内结忧煎，血脉迟留，皮焦筋屈，委躄①为挛矣。二者之病不同也，然其病之始也，均由情想未居脏腑，不变躯形，病之次也，血气相迫，形肉相铄，身体日减，病之深也，外耗于卫，内夺于荣，故洒然善惊。是以凡诊病者，必问饮食起居，暴乐暴苦，始乐后苦何如，而后用药。若徒曲委顺从，不为严戒，病且不治。若常富常

① 委躄：同"痿躄"。

50

贵，不知樽节，非分过损，伤败筋脉，血气结滞，内化为脓，久积腹中，而外为寒热之症。于此可见，失意者固宜自解，而得意者尤当自节也。

标 本 考

标生从本，本则生标，标本不同，有以病者为本，医者为标，标本不合，则病不可治，此论病与医者之为标本也。自六气标本言之，气有从本者，有从标本者，有不从标本者。自百病之标本言之，有生于本者，有生于标者，有取本而得之者，有取标而得之者，有不取标本取中气而得之者，有取标本而得之者。故曰：知标与本，用之不殆。粗工嘻嘻以为可知，言热未已，寒病复始，迷胗乱经，此之谓也。夫曰：从本者，少阳之本火，太阴之本湿，从其火与湿而治，是从本也。少阴之本热，其标阴，太阳之本寒，其标阳，本末既异，故从标本。

肌肉寒热所伤考

肉之大会曰谷，肉之小会曰谿，肉分之间，谿谷之会，以行荣卫，以会大气。若积热气壅，留于骨节之间，津液所凑之处，则荣卫不行，髓液皆溃为脓，内消骨髓，外破大䐃，故必败烂筋骨，而不得屈伸矣。若积寒留于骨节之间，久蓄淹留，阳不外胜，内消筋髓，此

51

寒热所积，肋肘不伸，内为骨疽，外则不仁，肌肉之间，病则从生，盖肉附于骨节之表，骨节积留寒热，则肌肉受病矣。

天有五行人有五脏辨

天有五行，以生寒、暑、燥、湿、风，夫五行，金、木、水、火、土也，即所谓五运也，载观《玄机》云：五运主病，曰诸风掉眩也，曰诸痛痒疮疡也，曰诸湿肿满也，曰诸气膹郁病痿也，曰诸寒收引也，与天元纪大论果有异乎哉？曰：无异也，掉眩主木，非天之风乎？痛痒疮疡主火，非天之暑乎？肿满主湿，非天之土乎？膹满病痿主金，非天之燥乎？收引主寒，非天之水乎？此所谓：天有五行，临御五位，以生寒、暑、燥、湿、风也。夫天有五行，于是合人五脏，生化五气，得寒气而恐生，肾主之也；得暑气而喜生，心主之也；得燥气而忧生，肺主之也；得湿气而思生，脾主之也；得风气而怒生，肝主之也。故曰：五运阴阳者，天地之道，万物之纲纪，变化之父母，生杀之本始，神明之道也，未有成形禀气而不为五运之所摄者也。

无盛盛无虚虚戒

经曰：无盛盛，无虚虚者，戒后世医工，当察病人虚实，而后攻击之也。不察虚实，但思攻击，而盛者转盛，虚者转虚。万端之病，从此而甚，真气日消，病势日侵，殃咎之来，若天遣之也，于是制上取之法焉，谓以药制有过之气也，制而不顺者，吐之，于是制下取之法焉，谓以迅疾之药除下病也，攻之不去，则下之，于是制内取之法焉，谓以药内之，当审其寒热而调之，于是制外取之法焉，谓以药熨之，令其所病之气而调适之。当寒反热者，以冷调之；当热反寒者，以温和之；上盛不已者，吐而脱之；下盛不已者，下而夺之。胃厚者色黑，其病人肥大，是能胜毒药者也，以药味之厚者投之；其瘦而胃薄者，不能胜毒，则已之。寒逆于下而热攻于上者，是谓气逆于上，则温下以调之；寒积于下温之不去，是谓阳藏不足也，则补其阳以温之。气并于左者，则以药熨其右；气并于右者，则以药熨其左，傍取以和之。治热以寒，温而行之；治寒以热，凉而行之；治温以清，冷而行之；治清以温，热而行之。病在中而不实不虚，且聚且散，审其无积者，求其脏虚以补之，食以无毒之药，随汤丸以迫逐之。故经曰：消之、削之、吐之、下之、补之、泻之，量其虚实而行其法，不以病之新久而异其道也。

毒药治病戒

药之品有六，下品药毒，毒之大也，大毒治病，十去其六；中品药毒次于下，常毒也，常毒治病，十去其七；上品药毒，毒之小也，小毒治病，十去其八。上中下三品，无毒之药，悉谓之平也。夫毒治病，十去其九，何也？盖大毒之性烈，其为伤也多，小毒之性和，其为伤也少，常毒之性，减大毒一等，加小毒一等，所伤可知也。若无毒之药，平和之药矣，然性虽平和，久而多之，则气有偏胜，必致脏气偏弱，弱则且困乏矣，然亦不足畏也。服毒药至病去而已，若余病不尽，宜再行之，至病尽而止，亦不为过也。病尽之日，即以五谷、五肉、五果、五荣，随五脏所宜者食之，若余病未尽，虽药与食兼行，亦通也，虽然，无使过之，以伤其正。至于妇人有胎，若有大坚癥瘕，痛甚不堪，虽服去积愈癥之毒，母既无害，子亦不死也。凡服去积之药，不宜过服，何也？盖治大积大聚之毒药，衰其大半，不足以害生。故经曰：衰其大半而止，过服其毒，毒攻不已，败损中和，故经曰：过者死也，经又曰：无致邪，无失正，绝人长命。盖误认虚者为实，而攻击之，是谓致邪，则失正气，为死之由矣。

久病者病去而瘠考

久病者，言病之久，不专主何脏，凡有病者，皆是也，病去者，去病亦久也，而体形瘦弱，不能克肥。病而遇此，鲜有不求近效者矣。不知序之生长收藏，物之成败，理乱各有其时，各宜待其时。若久病已去，虽体瘠弱，而其经络既通，血脉既顺，养之和之，静以待其克肥之时，严以守其天真之气，而不至于倾移，则其形自克，生气自长矣。孟子云：必有事焉，而勿正①，此之谓也。

五郁戒

金郁者，肺郁也，肺气郁抑不舒也。凡咳逆，心胁满引少腹，痛不可反侧，嗌干，面尘色恶，皆金郁症也，何也？金胜而木病也，治法渗泄、解表、利小便也，经曰：金郁泄之，此之谓也。

木郁者，肝郁也，肝气郁抑而不舒也。凡胃脘当心而痛，上支两胁膈咽不通，食饮不下，甚则耳鸣眩转，目不识人，善暴虚什②，皆木郁症也，何也？木胜而土病也，治法则吐之，令其条达也，经曰：木郁达之，此之谓也。

水郁者，肾郁也，肾气抑郁而不舒也。凡寒客腰脽③痛，关节不利，屈伸不便，厥逆，痞坚腹满，皆肾郁症也，何也？阴胜阳也，治法则抑之，制其冲逆也，经曰：水郁折之，此之谓也。

火郁者，心郁也，心气抑郁不舒也。凡少气，疮疡痈肿，胁腹胸背面首四肢䐜膹，呕逆，瘈疭，目赤心热，瞀闷懊憹，暴死，皆火郁症也，何也？火胜而水衰

---

① 必有事焉，而勿正：出《孟子·公孙丑上》。

② 什：恐为仆之误。

③ 脽：音谁，指臀部。

也，治法则汗之，令其疏散也，经曰：火郁则发，此之谓也。

土郁者，脾郁也，脾气郁抑不伸也。凡腹胀肠鸣数后，甚则心痛胁腘，呕吐霍乱，注下，胕肿身重，皆土郁症也，何也？土生湿也，治法则下之，令无痼滞也，经曰：土郁则夺，此之谓也。

更详方书，有气郁、湿郁、痰郁、热郁、血郁、食郁，与经中五郁不同，然细而推之，莫不本于五脏，甚哉郁之为病，为甚多也，亦甚易也，古人云：人身万病，皆生于郁，宜戒之慎之，勿为郁字肆毒。

百病始生戒

病有在毫毛腠理者，毛之长者曰毫，皮之纹曰腠理也，二者皆皮之可见，有在皮肤者。在皮肤则不可见矣，有在肌肉者，皮肤之肉曰肌肉；有在脉者，肌肉之内则有脉；有在筋者，脉之内则有筋；有在骨者，筋之内则有骨；有在髓者，骨之内则有髓。故病之始生也，必先于毫毛，邪中之则腠理开，开则入客于络脉，邪留而不去，则传入于经脉，邪留而不去，则传入于腑，积聚于肠胃。方邪之始入也，必先恶起毫毛，开腠理，入于络，则脉盛色变，入于经，则脉虚陷下，留于筋骨之间。寒多则筋挛骨痛，热多则筋弛骨消，肉烁腘破，毛直而败矣。夫曰挛者，言筋急也，夫曰弛者，言筋缓也，夫曰消者，言骨髓消烁也，夫曰腘破，言肉既消烁，腘为肉之标，亦从破损也。

正治反治考

病之热者，以寒攻，病之寒者，以热攻，是谓逆其病气而正治之也。所谓反治者，谓热因寒用，寒因热用也。所谓热因寒用者，谓有大寒之症，而以冷药热服，如蜜而以乌头佐之也；寒因热用者，谓有火气大热之症，而以热药冷服，如醇酒冷饮是也。寒之而热，取之阴者，谓以寒治热而反热，当强肾之阴也；热之而寒，取之阳者，谓以热治寒而反寒，当益心之阳也。至于塞因塞用者，如中满下虚之症，乃疏启其中，峻补其下之谓也；通因通用者，如大热内结，下注不已，乃结复须除，以寒下之之谓也。皆使其气调，而方得其治之之道也。然病有内外，调之何如哉？亦顾其病之源耳，病之从内而外者，病源在内，先调其内；病之从外而内者，病源在外，先调其外。病之从内之外而盛于外，外病虽盛，而病源在内，先调其内而后治其外；病之从外之内而盛于内，内病虽盛，而病源在外，先治其外而后调其内。若内外各有一病，治之何如？治其主病耳。

治寒热法

寒与热，有病在表者，有病在里者，有病之微者，有病之盛者。在表以外治法和之，在里以内治法和之，

57

微则调之，盛则夺之。假如小寒之气，温以和之；大寒之气，热以取之；甚寒之气，则下夺之；夺之不已，则逆折之；折之不尽，则求其属以衰之。小热之气，凉以和之；大热之气，寒以取之；甚热之气，汗以发之；发之不尽，则逆制之；制之不尽，则求其属以衰之。所谓求其属者，盖脏腑之原，有寒热温凉之主，各于其脏腑之所属者，而求其本也。故曰：取心者，不必齐以热，取肾者，不必齐以寒，但益心之阳，寒亦通行，强肾之阴，热亦自可。古人治热以热，治寒以寒，万举完全者矣。

病逆验 病之逆而不顺者曰病逆

病人白眼青，黑眼小者逆，纳药而呕者逆，腹痛渴甚者逆，肩项中不便者逆，音嘶色脱者逆，以上诸逆，可疗者也。腹胀身热，脉大者逆，腹鸣而满，四肢寒，泄，脉大者逆，衄而不止，脉大者逆，咳且溲血，脱形，其脉小劲者逆，咳而脱形，身热，脉小以疾者逆，以上诸逆，期半月而死不治矣。腹大胀，四末清，形脱泄甚者逆，腹胀，便血，脉大时绝者逆，咳、溲血，形肉脱，其脉搏者逆，呕血，胸满引背，脉小而疾者逆，咳呕，腹胀飧泄，其脉绝者逆，以上诸逆，不及一时而死矣。热病脉静，汗已出，脉盛燥者逆，病泄，脉洪大者逆，著痹不移，䐃肉破，身热，脉偏绝者逆，淫而夺形，身热色夭，下血者逆，寒热夺形，脉坚搏者逆，以

58

上诸逆，半死半生者也。

人身百岁气血盛衰次第考

人生十岁，五脏始定，血气已通，其气在下，故好走。二十岁，血气始盛，肌肉方长，故好趋。三十岁，五脏大定，肌肉坚固，血脉盛满，故好步。四十岁，五脏六腑十二经脉，皆大盛以平定，腠理始疏，荣华颓落，发颇斑白，平盛不摇，故好坐。五十岁，肝气始衰，肝叶始薄，胆汁始灭，目始不明，心气始衰，善忧悲，气血懈惰，故好卧。七十岁，脾气虚，皮肤枯，肺气衰，魄离，故言善误。九十岁，肾气焦，四脏经脉空虚。百岁，百脏皆虚，神气皆去，形骸独居而终矣。其有过百岁而终者，所禀天真之气独厚，而调摄精神，法得其道也。其有不终寿而死者，其五脏不坚，真邪相攻也。

勇士怯士之由

人之勇者曰勇士，其肝大，其胆满，其心端，怒则气而胸张，肝举而胆横，眦裂而目扬，毛起而面苍，此勇士之由也。勇士则见难不恐，遇痛不动也，其遇痛不动者，非徒勇致之也，皮肤厚而肌肉坚也。人之怯者曰怯士，其肝系缓，其胆不满，胁下空，虽大怒而气不满于胸，肝肺之气虽举而气衰复下，不能久怒，此怯士之

59

由也。怯士则不能忍痛见难，与痛惊变面色，目转不言也，其不能忍痛者，非以其禀之怯也，皮肤薄而肌肉脆也。由此而言，则勇者必厚坚，而怯者必脆薄也。然怯士或得酒而怒，不避勇士者，盖酒气慓悍，酒入胃，而胃气上逆，肝浮胆横，当是之时，比于勇士也，衰则悔，与勇士不同类，不知避之也。

腹胃①中寒热辨

胃中热者则消谷，谓之中热消瘅也，令人悬心善肌，脐以上皮热。肠中热者，则出黄如糜，脐以下皮寒。胃中寒者，则腹胀。肠中寒者，则肠鸣飧泄。胃中寒而肠中热者，则胀而且泄。胃中热而肠中寒者，则疾肌而小腹痛胀。

治王公大人病法

王公大人者，位尊而势高者也，其自养则骄恣而纵欲，其待人则轻人而慢士，虽善医工，孰能禁其所欲哉，不能禁，则加其病矣。不知恶死而乐生者，人之情也，虽王公大人，情犹是也。为医者，亦惟告之以其败，语之以其善，导之以其所便，开之以其所苦，虽有

---

① 腹胃：据文意及总目，当以"肠胃"为是。

无道之人，恶有不听者，其所宜听者，亦曰寒热适宜耳，不惟药品，虽饮食衣服，亦欲适其寒温，必寒无凄怆，暑无出汗，衣之宜也，热无灼灼，寒无沧沧，饮食之宜也。

诸杂病由

病之生也，皆生于风雨寒暑，阴阳喜怒，饮食居处，大惊卒恐也。然有所谓欠者，乃阴气积于下，阳气将尽，阳引而上，阴引而下，阴阳相引，故数欠也。其目瞑者，阳尽而阴盛也，其瞑而瘼者，阴尽而阳盛也。其有所谓哕者，谷入于胃，胃气上注于肺，而胃寒气与新谷气，俱还入于胃，新故相乱，真邪相攻，故为哕也。其所谓唏笑者，阴盛而阳绝也。其所谓振寒者，寒客皮肤，阴盛阳虚也。其所谓噫者，寒客于胃，气复出于胃。其所谓①者，阳气和满于心，出于鼻也。其谓軃②者，胃虚，脉虚，筋脉懈惰，力气不复也。其哀而泣涕出者，悲哀愁忧则心动，动则诸脏腑皆摇，液道开而泣涕出焉，液也者，所以灌精，濡空窍者也，泣涕出而不止，则液竭，液竭则精不灌，精不灌则目无所见矣，子夏哭子丧明，良以是也。其有涎下者，胃中有热则虫动，虫动则胃缓，胃缓则廉泉开，故涎下也。其有所谓

---

① 其所谓：恐原文此处有脱简。

② 軃：音朵，下垂意。

耳中鸣者，胃空则宗脉虚，虚则脉有所竭也。其有所谓啮舌者，厥逆之气走上也，其气则少阴之气也。其有所谓啮颊者，阳明之气至也。其有所谓脑虚耳鸣头眩者，上气不足也。其有所谓肠鸣者，中气不足也。其所谓痿者，下气不足也。

耐痛胜毒考

凡人有耐痛者，有不能耐痛者，由人筋骨有强弱，肌肉有坚脆，皮肤有厚薄，腠理有疏密也。其耐痛者，以其骨强筋弱，肉缓皮薄也，其不耐痛者反是矣。夫毒药致害者也，其有服毒而能胜其毒，不致害其身者，以其胃寒色黑，骨大克肥者也，其瘦而薄胃者，皆不胜其毒者也。

五运六气主病考

诸风掉眩者，风主动而掉摇眩晕，病在头目，由木气已甚，木自生火，足以衰其金也，惟金衰木盛，则不能养筋，所以诸筋坚固支持，挛劲不柔，乖戾失常而为病也。故曰：诸暴卒也强直持也，支痛缳戾乖也，里急筋缩，皆属于风，盖厥阴为风木之本，肝胆之气也。

诸痛痒疮疡者，疮乃痈之小者，疡乃有头小疮，火甚则痛，火微则痒，其为痛痒，非独系于疮疡，一身之痛痒，皆属火，惟其火属也，或为喘而气息粗数，或为呕而有声无物，或为吐酸而吐出酸水肝，木之味，木能生火故，或为暴注而肠胃传化失常，或为下迫而窘迫急痛火性暴速故，或为转动也筋而挛瘛筋脉引急曰瘛作痛火性燥动，故盖转筋多因热甚霍乱吐泻所致，以脾土衰弱，肝木自甚，热燥于筋，大法渴则为热，凡转筋者必渴也，或不因吐泻胃寒而转筋者，寒着于外热闭于内故也，故诸转筋而以汤渍，腠理开、阳气散而愈也，或为小便浑浊，或为鼓胀，或为痈疽痈浅大，疽恶深，或为疹瘤疹浮小瘾于皮肤之间，瘤丹赤熛于皮肤之外，或为坚郁而结核，或为吐下而霍乱大法，吐、泻、烦渴、小便赤涩而脉实大兼数者为热，不渴、完谷、小便清白而脉沉细兼迟者为寒、其粪惟白为寒，青黄红黑为热，或妇人带下，或浊乱昏昧，或结滞壅塞而气不畅，或肉肿腹胀，或鼻中室塞鼽衄，或血溢上出，或大小便流血，或小便涩痛而为淋热客膀胱故，或大便涩滞而为秘热耗其溢，风热作结故，或病身热而反恶寒邪热在表，而浅邪畏其正故，或战慄动摇火极似水故，或心卒然而不停，或犹豫浊乱而志不一，或悲切若恼，而烦热躁乱，五液俱出，或喜极而多笑，或谵妄多言，或虚妄见闻而自为问答，凡此皆少阴君火之热，真心小肠之气也。若夫瞀昏而如酒醉，瘛动而惕跳不宁，卒瘖而忽然声音不响，狂乱而失正行，越礼而失常法，出恶言而骂詈，惊愕而震动，热胜肉分而胕肿酸疼，鼻中痒而作嚏，喉间不仁而闭塞肿胀，两耳或作聋而无闻，或作鸣而有声，目昧不明，溢食不下，暴病焉卒倒僵仆也，暴死焉皆火性疾速故，凡此皆少阳相火之热，乃心胞三焦之气也。

诸湿肿满者，言土湿极甚，则痞肿满也，惟其中满，故其为病，或留饮积蓄而不散，或筋劲强直而不和，或荣卫闭密而为痞，或肠胃隔沮①而传化失常，或体觉重，甚则胕肿而按之不起_{土湿为泥病之象也}，凡此皆太阴湿土，乃脾胃之气也。

诸气膹郁病痿，膹谓膹满，郁谓奔迫_{肺主气故}，痿谓手足痿弱，无力以运动_{金燥为病故}，此皆肺病也。因肺居上，故为病如是。惟肺属主燥，故其病有得之遍身内外涩滞_{麻亦是涩，盖气行壅滞，气强攻卫而为麻也}，有得之枯槁不荣，涸干不润，坚劲不柔和，皮肤启裂而为皴_{音浸揭紧敛燥涩故}，此见阳明燥金，乃肺与大肠之气也。

诸寒收引者，言筋脉肌肉收敛引急也_{冬寒则拘缩故}，其为病，或水谷不化而吐利清冷_{寒则水自澄澈故}，或腹中坚硬而为癥瘕_{癥瘕也，硬而按之应手瘕假也，硬而聚散无常。瘕未及癥，癥从瘕至血寒不流内结是病}，或少腹控卵肿急绞痛_{寒聚为疝故}，腹满坚痞而不通_{寒主拘缩故}，或下利清白而不浑浊，或食虽已而不饥，或吐利止，觉腥秽而非酸臭，或四肢厥逆禁固而屈伸不便，此皆足太阳寒水，乃肾与膀胱之气也。

余从六运为病中，细论其致病之由，凡从火热燥三者居多，甚哉！人身阳有余，阴不足，斯其验矣，然论火与热之辨，有不可忽者。盖热从火出，火则生热，凡

---

① 沮：同"阻"。

为热病与燥病，皆统于火。宜于理，若相通者，殊不知六气所入，风寒在下，燥热在上，湿气在中，而火则游行于其间，火乃贯发上下之病，是火与热分别有条矣。

养生六字考 实则行其本化之字泻，衰则行其胜已之字泻

六字者，吁字属肝，呵字属心，嘻字属相火，呼字属脾，呬字属肺，吹字属肾。六字养生之家每常用之，而不知其义也。夫心主呵，以为心热者则宜呵，肾主吹，以为肾寒者则宜吹，殊不知吹伤肾而呵伤心。故曰：春不呼，夏不呬，秋不吁，冬不呵，四时常有嘻，谓三焦无不足，八节不得吹，言肾状难得寒也，若吹去肾寒则生热，呵去心热则生寒，肾热而肾虚矣，心寒而心虚矣，夫肾热而肾虚，则养肾者可以热药投之哉？宜戒宜戒！

医学钩玄卷之二终

卷之三

天 癸 解

天癸者，女子经事也，二七则天癸至，癸谓壬癸，北方水名，应时而下，天真之气降，与之从事，故云天癸。天癸属冲脉，冲为血海也，而胞胎则系于任脉，若肠胃发病，则心脾受之，心受则血不流，脾受则味不化，故女子不月而胞脉闭矣，盖胞脉属于心，而络于胞中故也，夫胞脉闭而月事不行，久则传入于肺，喘息之病作，而死不治矣。

真脏脉解

五脏为阴，其脉之败者曰真脏。如肝脉如循刀刃者是也，心脉至坚而搏者是也，肺脉至大而虚者是也，肾脉至搏而绝者是也，脾脉至弱而乍数乍疏者是也。凡有所见，则脏败神去，肝见庚辛死矣，心见壬癸死矣，肺见丙丁死矣，肾见戊己死矣，脾见甲乙死矣，何也? 不胜克贼之气也。

须发眉所属辨

古人有云：发属于心，禀火气故上生，须属肾，禀水气故下生，眉故侧生。男生肾气外行，故上为须，下为势，女子、宦人无势，则亦无须，而眉发无异于男子，则知不属肾也。及考《内经》，脑者，髓之海，肾主骨髓，故充在骨，发者，脑之所养，故华在发，属肾而不属心明矣。女子五七则发堕，男子五八则发堕，女子六七则发白，男子六八则发白，七八则发去，如经所云，则古人无玄发之老，然有老而须白眉发不白者，有发白而眉须不白者，岂脏气有所偏乎？抑《内经》之言不足信乎？以愚见言之，《内经》所论，论其血气运行盛衰之常数，如此也，其老而发须尽黑者，虽其禀气之厚，亦常数之变者言之耳。即如《内经》所云，过八八而生子，其子之寿亦不能过八八之数，曾见七旬老者云，乃父生于六旬之外，是《内经》之言亦未必尽然也，当曰却老全形身，年虽寿能生子也。

目疾不宜服六味地黄丸辨

经曰"目得血而能视"，以地黄为生血之剂，而以治目疾，理也。乃执地黄丸而概以治目，不知六味之中，于目疾有不相宜者，盖目属五脏，其两角眦属心，白属肺，中黑珠属肝，上下胞属脾，中间黑精珠属肾，脏各有病，病各有所属，不可概谓肝开窍于目，而从肝偏治之，况六味地黄丸中有泽泻，乃目病所忌，山茱萸性温暖肾，又非宜于目者，一方六味，而两味有乖于本病，是医目适所以害目也。余尝考方书眼目门，并无用六味丸者，止是杭郡贺岳所集《医经大旨》中载此方，详考贺岳，文理有不通处，其术可知矣。余尝思，古人制方传后，必见真议症，故制方以合其病。六味之方，乃是下部虚寒带湿所宜服，故丹溪书云：六味丸治下部痹痿陋血，岂可施于血虚、血热之目疾乎？夫患目者，未有不是血虚血热者也，信乎其不可服者？余尝以六味丸治妇人带漏，屡投屡验。

种子服热药戒

世人有无子嗣者，皆谓肾家不足，乃服鹿茸、鹿角霜、锁阳、肉苁蓉等辈以温肾，不知肾不可温也。盖肾水本寒，衰则热矣，故肾虚为病，皆是热证，夫欲壮肾水以资阴，而反以药助其热，则水益竭而肾益虚。盖人之得子，全赖肾水，故二八之年，肾气盛，天癸至，阴静海满而去血，阳动应合而泄精，如《易》所谓男女构精，万物化生，故能有子，是宜以和平之剂，壮水之源，如参、归、地黄、枸杞等辈服之，则资水而杀其火，精满气克，何患无子。不然，如刘河间所谓，病本热而无寒，又得热药，则病热转甚，世人不悟，乃谓服此热药，自夸阳事易举，行房不倦，甚得其助，不知热药助火，一时举兴之力耳，火易举则水难养，就其房中之乐，不无药力之助，而所损于肾者居多也。每每见服热药者，或生痈疽之毒，或染中风之证，色黑齿槁，身瘦耳焦，既绝其子嗣，而先伤其身躯，不亦可悼也哉？余尝见五湖陆君兄弟以文名，缙绅儒林不悟此说，生平服八味地黄丸，兄弟感病中风而卒。夫服热药，岂徒不得胎，纵得胎生子，而热毒流注胞胎，其子往往为痘疹所苦，余故深为之辨也。世人有种子者，幸毋以余言为不足信。

积热病误认食积辨

古人制书，有发热门，有积热门，为热同，而积与发异，乃知积热之有说矣。是积也，即易所谓积善之家之积，言非一朝一夕之故也，夫饮食快意爽口者，多分辛辣，气味俱热，人皆爱之。至于尽量饮酒，亦情之常，今日受其热不知也，明日受其热不知也，而热日积于胃，河间所谓"怫然郁结，阳气转甚"。夫阳气，火气也，火气，热气也，热甚则痛，热微则痒，惟热甚则胸膈或腹作痛。俗工不知，以为食饮停滞而用消导，不思热积之病，非消导可得而驱除者也。河间有云：怫热太甚，则中满腹胀䐜肿，小便涩，大便结，面目发黄，世俗多用巴豆大毒热药以治之，微者结散而愈，甚者郁结不开，怫热转甚而病加，恨其痛甚满闷，多服以利之，不知血液损，怫热再结而病转甚也，法当以辛苦寒

69

药治之而已。余友犯积热痛甚，而不知此说者，徒以消导饮食，如大黄、槟榔、厚朴、山楂等辈服之，不效，病甚转加，终以山栀金花丸治之而愈，余乃著此辩，以解世人之惑也。

病不可治有六失辨

病不可治有六失，失于不审，失于不信，失于过时，失于不择医，失于不识病，失于不知药，凡此六失，罪在医家乎？罪在病家乎？古人有是言，然未之辨也。于六失之中，凡不择医，是为病家之罪；凡不识病、不知药，是为医家之罪，不待辨矣。其曰不审、不信、过时三者之失，医家、病家均有之者也。盖人既有病，须当及时而治，审医于先，信医于后，未审则勿信其能医，既信则勿疑其为不可医，此病家无所失也。医者治病，须当及时而治，审症于先，信症于后，未审则勿信其为何症，既信则勿又疑其为他症，而以别药治者，此医家无所失也。反于此者，均之有失焉。若医不慈仁，而以酷烈暴峻之药乱投，病不信医，而以猜鄙嫌疑之心待医，彼此招祸矣。

六淫疾解

阳淫热疾，诸热病也，治之以凉焉；阴淫寒疾，诸寒病也，治之以温焉；风淫末疾，四肢为末，风邪客之

70

也，平之以冷热焉；雨淫腹疾，濡泄湿气也，调之以渗烁焉；晦淫惑疾，精神荧惑，如眼见异物，心神不宁也；明淫心疾，狂邪重盛，谵妄多言也，二淫皆是引心胸之虚邪，当待正气以痊之耳。此乃秦医和之言，孙尚药说之明，故特记之。

三焦有藏无形辨

膀胱为左肾之府，三焦为右肾命门之府。夫右肾曰命门者，右肾乃相火所属，相行君命，故曰命也，丈夫以之藏精，女子以之系胞，是必如膀胱有形质可见者也。而王叔和以为有藏无形，恐非然也。载观《内经》云"三焦为决渎之官，水道出焉"，若果有藏无形，何以能引导阴阳，开通闭塞也？且共列于十二官相使之门乎？又考脾、胃、大小肠、三焦、膀胱为仓廪之本，荣之居也，名之曰器，能化糟粕，转味出入，夫以三焦而同器名，其有形质可验。且名曰三焦者，盖人身分为上中下方，欲念不起，则精气散在三焦，及其欲念一起，心火炽动，翕撮三焦精气，流入命门，输泻而去，故名三焦也。在右肾下有脂，脂如手大，正与膀胱相对，古人有目见之者。

三 气 解

人之一身，有邪气，有浊气，有清气。邪气者，风邪之气也，其中人也高，故邪气在上。浊气者，水谷入胃，其精气上输于肺，其浊溜于肠胃，若寒温不适，饮食失节，而病生于肠胃，故浊气在中。清气者，寒温从地所生之气也，其中人也，不在上，不在中，必从足始，故清气在下。故曰：身半以上邪中之，身半以下温中之。其有风邪中于臂胻者，盖臂与胻其皮薄，其肉淖泽，故风易中也。

服药次序辨

古人云：病在胸膈以上者，先食后服药，病在心腹以下者，先服药而后食，是于理宜矣。其曰：病在四肢血脉者，宜空服而早，病在骨髓者，宜饱服而夜。夫骨髓主肾，骨髓之病，未有不本于肾，肾在心腹以下，先服药而后食，理也，而必待于饱者，恐非理也。夫四肢血脉筋肉，未免无病，病在四肢血脉，宜空腹而旦矣，若病在筋肉，空满乎？旦晚乎？何其谬于立说也，要之空心，与食之远近得之矣，其或旦或晚，又当随机应变也。尝闻有病五更泻者，服止泻药不止，医之明者曰：泻在五更，而服药午后，去五更甚远，药力到此尽矣，莫若移药服于昏乎，如其法泻即止。

人面独能耐寒解

首面身形，筋骨连属，同合血气者，当天寒烈、地

72

凌冰之日或手足懈惰，独面不衣而能耐寒。盖十二经、三百六十五络，其血气皆上于面，走于空窍，其精阳气上走于目而为睛，其清气走于耳而为听，其宗气上出于鼻而为嗅，其浊气出于胃，走于唇舌而为味，其气之精液，皆上熏于面，其皮厚，其肉坚，故甚热、甚寒不能胜之也。

三焦别解

上焦如雾者，上焦出于胃上口，胃纳五谷，乃能发宣五谷之味，薰肤充身泽毛，若雾露之灌溉万物，是谓气也，故曰上焦如雾。中焦如沤者，中焦之位，自胃以下，亦并胃，出上焦之后，其受五谷，泌糟粕，蒸津液，化而为血，以奉生身，行于经隧，是谓荣也，故曰中焦如沤，沤乃水上泡也。下焦如渎者，下焦别回肠，注膀胱，水谷亦居胃中，成糟粕而下大肠，渗膀胱，故曰下焦如渎，渎如《水经》中济渎是也，言受盛之多也。

饮酒先小便解

谷与酒同入胃，谷未传入大肠，化为糟粕，而酒入胃，小便独先下者，盖酒乃谷之所成，熟谷而后成酒，是酒乃熟谷之液也，况酒之气悍烈而善走，无质涉于糟粕之浊，是亦气之清而烈者，虽酒后谷而入之胃，必先谷而流于小便也。

卒 死 解

人有不病而卒然死者，曰卒死，如河间所谓"暴死"也，其致死之由，大气入于脏腑也，所谓大气者，阳为大，阴为小，阳气热，阴气寒，火热性速，故不病而卒也，其有病者矣，常病小愈之时，而卒然死者，视其两颧，其色必赤，病虽小愈，亦卒然而死也，赤色亦火色也，其乘年之衰，逢月之空，失时之和者，亦暴卒也。

血气精神经脉解

人之血气精神者，所以奉生而周于性命者也。经脉者，所以行血气而营阴阳，濡筋骨而利关节者也。卫气者，所以温分肉，充皮肤，肥腠理，司阖辟①者也。志意者，所以御精神，收魂魄，适寒温，和喜怒者也。故血和则经脉流行，营覆阴阳，筋骨劲强，关节清利矣。卫气和则分肉解利，皮肤调柔，腠理致密矣。志意和则精神专直，魂魄不散，悔怒不起，五脏不受邪矣。寒温和则六腑化谷而行津液矣。无愚智，无贤不肖，均有此

———————

① 阖辟：阖，同合，辟，开意。

74

脏腑者也，然有百年不衰，虽犯风雨寒暑，弗能为害者，由其五脏坚固，血脉和调，肌肉解利，皮肤致密，荣卫之行不失其常，呼吸微徐，气以度行，六腑化谷，津液布扬，各如其常，是以百年不衰，外邪不为害，而寿得以永固，反此者则夭矣。

冬至日风雨伤人解

冬至之日，有大风猛雨从南方来，为虚风贼伤人命，若夜半而至，人卧而不犯其岁，人有病者，亦小病耳，若当昼而至，人皆懈惰，而皆中于虚风，多犯虚邪，入客于骨而不发于外，至立春，阳气大发，腠理开复，于立春之日，风雨复从西方来，人复中之，此之谓两邪相搏，经气结代，其病者多死不治也。故因岁之和，而少贼风者，少病少死，岁多贼风，邪气寒温不和，则多病而多死。

元旦风邪占验解

元旦有风，能发屋、折树木、扬沙石者，足以杀人。其风从西北来，且不雨，是岁人多死，其风平旦从北来，是岁春三月，人多死元旦日中，其风从北来，是岁夏三月，人多死元旦日夕时，其风从北来，人病死者，十居其六，元旦风从南方来，名曰旱乡，是岁主旱，元旦风从西方来，名曰白骨，国家有殃，民多死亡，元旦风从东方来，国有大灾，元旦天温和不风，谷贱民安，反此则谷贵而民灾矣。

妇人宦官天宦无须解

妇人无须，岂其无气与血乎？妇人非无气血者也，冲任之脉，血脉也，循腹上行，会于咽喉而络于唇口，气血盛则充肤热肉，血独盛则澹渗皮肤，生毫毛。妇人之生，有余于气，不足于血，以其数去血，而冲任之脉不荣口唇，故须不生也。其宦者无须何也？宦非无气血也，盖宗筋与冲脉相连属，宦者去其宗筋，则伤冲脉，血泻不复，皮肤内结，唇口不荣，故须不生也。其有士人，终身无须，名曰天宦者，何也？由任冲不盛，宗筋不成，有气无血，唇口不荣，天之所独不足者也，故膀胱多血者其眉美，胆经多血者则通髯多须，阳明多血者须必长而美，乃知须之生必本乎血也。

脏腑胀考

胀脉应于寸口，大坚以涩者，胀脉也。胀在脏腑之外，排脏腑而郭胸胁、胀皮肤，曰胀也。其烦心短气，卧不安者属心；其虚满而喘咳者属肺；其胁满痛引小腹者属肝；其善哕，四肢烦悗，体重不胜衣，卧而不安者属脾；其腹满引背，腰髀痛者属肾；其腹满胃脘痛，鼻闻焦臭，妨于食，大便难者属胃；其肠鸣而痛，感寒，

76

飧泄不化者属大肠；其小腹䐜胀，引腰而痛者属小肠；其少腹满而气癃者属膀胱；其气满于皮肤中，轻轻然而不坚者属三焦；其胁下痛胀，口中苦，善太息者属胆。凡此诸胀，各就其所属而治之，则得矣。

痈疽不治考

病之生也，始于喜怒不测，饮食失节，阴气不足，阳气有余，阴阳不通，两热相搏，乃化为脓而成痈疽。其不治者，眼白青色，黑珠小者一，纳药呕者二，腹痛渴甚者三，肩项中不便者四，音嘶色脱者五，除此五逆则治。

杂病不治考

腹胀身热脉大者，腹喘而满，四肢清泄而脉大者，衄不止而脉来大者，咳且泄血形脱，脉小劲者，咳且形脱身热，脉小以疾者，腹胀，四末清，形脱泄甚者，腹胀便血。脉大时绝者，咳且泄血，形肉俱脱，脉搏者，呕血胸满引背。脉小而疾者，咳且呕，腹胀飧泄，脉绝者，工不察此，而徒以药治之，是谓逆治，治之无益矣。

齿属辨

古人有谓"上牙属胃，恶寒而喜热，下牙属大肠，喜寒而恶热"，全于肾家无所属，不知肾主于骨，齿为骨余，肾气平而真牙生，肾气衰而齿堕。齿盖肾之属也，其上则足阳明之脉，入上齿缝中，其下则手阳明之脉，入下齿缝中，其属胃、属大肠者。自其脉之所属，在上下齿缝中也，非齿之上下，各属胃与大肠也。故有齿病而用清胃散者，谓齿间之肉属胃，胃热则清凉其热，故用清胃散也。要之，齿之槁与不槁，还属肾之枯与不枯耳，故齿之真牙，乃牙之最后生者也，其生於肾气之方盛，故其槁也独先，盖肾盛则生，肾衰则槁，理也。

诸风掉眩辨

掉，摇也，眩，昏乱旋转也，此谓掉眩，乃中风症内言之也，盖金衰不能制木故也。河间乃谓"眩晕呕吐主于风热"，恐非理也，夫眩晕乃是血虚，虚则火动而生痰，其因风者不无，而专主言风，恐医误投药耳，人有乘舟眩晕，便发呕吐，而河间亦谓主风，岂理也哉？盖人居家，偶乘舟上，舟行水中，轻扬泛动，而元气不固守者，卒起恶心发呕，乃激动其胸中之痰故也，于风何与哉？

痿病专主肺部辨

痿者，犹草木痿落之象也，言人手足痿弱，不能收持，无力运动也。其所以致痿病者，由肺金本燥，燥之为病，血液衰少，不能营养百骸，故经曰：手指得血而能摄，掌得血而能握，足得血而能步，是宜润肺养金，金润则生血，可也。世人不知，因见手足有疾，或握物不起，或步履不便，以为元气衰弱，非壮阳助火之剂不足以济，肆用桂附，一时服之，便觉温中益气，举足动手，健则轻捷，不知肺甚畏热，热深则肺益燥，燥愈深而痿转加矣，可不戒哉？可不慎哉？

筋缩属风属热辨

筋缩者，谓筋缩里急，乖戾失常也。六气为病，属风则筋缩，载详《生气通天论》中云：湿热不攘，则大筋软短，言热气不除，内攻于筋，筋之大者，则缩而短，夫同一筋缩病也，一主于风，一主于热，何哉？盖风能胜湿者也，胜湿则燥矣，风病势甚而成筋缩者，燥之甚也，燥之甚即热之甚矣。易曰：风自火出，又曰：木能生火。分之则一主风，一主热，统之则风未必不热，热未必不本于风也。故霍乱转筋，由热气燥烁于筋，则挛瘈而痛也，主火烦灼燥动故也。以为寒主收敛，而谓之寒者，非也，试看霍乱转筋之病，未有不渴者，故曰转筋之病，多因热甚，霍乱吐泻所致。以脾土衰弱，风木自甚，而热燥于筋也，渍之以汤愈者，腠理开泄，阳热散去也，其霍乱吐泻，亦是火性燥动也。

吐泻属寒属热考

水谷传化，失其道路或吐或泻，其热者必渴，寒者不渴，热者小便赤而短，寒者小便白而长，但寒者，始病不渴，病不止则液亡而后渴，止是脉之沉细而迟，与脉之实大而数者为异。然热之久矣，精神既乏，脉亦迟缓者也，其色惟白者属寒，如浊水凝冰，自然清莹也。人有以青色认为寒者，岂知利色青者，由火甚制金，不能平木，肝木甚而色青也，试看小儿热甚急惊，利色多青，为热明矣，色黄者，火甚水衰，脾土自旺也，色红者，心火热，色而赤者，热之深也，至若利色黑者，火甚过极，反兼水化制之也，泻利而谷消化者，无问色及他证，便为热也，寒而谷消化者，未之有也，或火主疾速而热甚，传化失常，谷化而飧泄者，亦有之矣。仲景曰：邪热不杀谷，然热得于湿，则飧泄也。

妇人白带考

妇人带下，乃任脉有病，夫任脉乃胞胎所系，自胞上过带脉，贯脐而上，然其病发，正在过带脉之分，而淋沥以下，故曰带下也。其色或赤或白，赤，知其为热矣，而白者俗以为寒，误也。大法妇人带疾，头目昏眩，口苦舌干，咽嗌不利，小便赤涩，大便秘滞，脉实而数，即此症，推之为热明矣。故带下由任脉湿热甚，津液涌溢，而为带下也，治法以辛苦寒物为得也，使其湿去燥除热散，和而已。

酒隔病辨

古人云：酒为熟谷之液，其性悍而善走，故与蔬菜俱下胃，而小便独先，由其性悍也。虽然未足以尽酒之原也，夫酒虽因熟谷而成，而酿酒须用乌豆、诸热毒药，为兴发酒味，俗所谓酵头是也，是以久饮之，则肠胃怫然郁结，而气液不能宣通，令人心腹痞满，不能多食，谷气内发而不能宣通于肠胃之外，故喜噫，或下气，或多呕，或昏眩，喜饮者，至则不能饮矣。夫不能饮而强饮，因而过醉，则阳热益甚，阴气转衰，郁结转甚，而中满腹膨，而䐜肿小便涩，而面目之色俱黄，犹物湿热者蒸之而发黄也。医不知，治徒以巴豆大毒之药以下之，不知病之微者，结散而愈，甚者郁结不开，怫热转加，而病转甚，故酒病转成水肿，或成消病者有矣。夫怫热内作，脉必沉数而实，法当辛苦寒药治之，结散热退，气和而已也，所谓结者，怫郁结也，非徒大便结而已也。

水 肿 辨

水肿者，四肢身面俱肿，世咸谓病水肿者，多是脾土衰弱，不能制肾水，则水气妄行，而脾主四肢，故水气游走四肢身面，载详《内经》云：诸湿肿满，皆属脾土，太阴所主，胕肿温①胜则濡泄，甚则水闭，胕肿诸腹胀满，皆属于热，诸胕肿疼酸，皆属于火热，胜则胕肿，皆是实热也，以辛苦寒药为君，而大利其小便可也，使其湿去热除可也。盖辛以散结，苦以燥温，寒以除热，若谓脾虚不能制水者，亦非无由也。谓肿病，而先以利药下之，液损土薄，故曰：肾虚不能制水也，余每治是肿病，多用辛苦寒药投之，无不奏效，乃辨之于此。

《灵枢》有水胀、肤胀、腹胀、肠覃、石水，更详看之

胸膈攻痛辨 大便秘、小便淋附

胸膈攻痛，人咸谓之气不顺也，予则曰血气者，人之神，诸所运用，令血气无亏，则通利而不塞，塞则壅闭而痛生矣。攻痛者，气盈血亏，火旺水衰，怫郁不通也，故目郁不能视色而目痛，耳郁不能听声而耳痛，鼻郁不能闻香臭而鼻痛，舌郁不能知味而舌痛。其曰郁

---

① 温：恐为"湿"之误。

者，热郁也，其热郁者，血不足而火有余也，火走于上，则上部受，症如胸膈走痛，而耳目口鼻受其郁，火走于下，则血淋、血泄，而大小便秘涩，受其郁也，其大便沥而秘者，热在肠胃之外，而湿热在内故也。

胃气为本考

胃者，水谷之海，受纳五谷，灌溉经络，长养百骸，而脏腑咸取其气，故人以胃气为本。调四时者，四时以胃气为本，经曰：绝谷者亡，得谷者昌，夫能纳谷，是胃气不绝也。古人制论，独于脾胃为功，而内伤治戒，谆谆训诲，诚恐粗工以大寒大热驱逐推荡之剂，有犯胃气，促人寿命。是以男子久病，气口克于人迎者，有胃气也，病虽重可治。女子久病，人迎克于气口者，有胃气也，病虽重可治，反此则逆矣。

肥人多中风辨

人之肥瘦，由气血虚实使之然也，人之肥者，血则实而气则虚，所以能耐寒而不能耐热，风病多系心火暴甚，肾水虚弱，不能制之，热气怫郁，心神昏冒，筋骨不用，而卒倒无所知也，夫火热郁结，须腠理疏通，外泄其热。肥人则不然也，腠理致密，气血难以通利，是以多犯中风也，其症则口噤，筋脉紧急也。然以愚见推之，人之肥者，必其奉养自倍，膏粱恣情，而脂液聚于胸膈，一遇风邪，易于中耳，岂曰中风独多于肥人，而瘦者不犯也？瘦者腠理疏通，而多汗泄，血液衰少，而为燥热，故多劳嗽之症。然每每瘦者，亦病风也，肥人液亡血损，其劳嗽之症亦未尝免也，故谓肥人易中风，瘦人易劳嗽，以易字看，多字得之矣。

上善如水下愚如火解

上善之人，外不劳形于事，内无思想之患，以恬惔为务，以自得为功，故其心至明，而不蔽于七情六欲，身心不为之害焉。此水字，非取沉澈不杂之义，乃取其内明也。下愚之人，劳其神，摇其精，汩①乱于富贵，而奔走于贱贫，故其心昏浊，而蔽于情欲之私，身心为之害焉。此火字，非取其动摇不宁之义，乃取其内暗也。惟明足以照见病机，而谗妄惊恐，俱不足以动其中，而下愚反是矣，于是昏乱心志，多言妄见，虽梦寐之间，尚不免于乱谈也。余每见志于功名之士，心火太急，一念未就，燥急变乱，据其入于仕途，立身扬名，非不为无志，而考其所就，终不若上善也。夫上善，非不立功业于宇宙，为古今第一等人物也，而可进可退，无一芥足以汩乱其心志，自与下愚不同矣。

---

① 汩：音骨，扰乱意。

84

痢属寒热辨

河间先生谓，痢无分赤白，皆主乎热，以赤属热，白属寒，为妄谬，譬之热生疮疡，而出白脓者，不可以为寒，此言诚是也。然病痢者，岂无属寒而为冷痢者乎？大法下迫窘痛，后重里急，小便赤涩，虽白色痢，皆属热也，但冷痢小便则白矣。宋人有云：凡病痢，手足温者是热，手足冷者是寒，信如此言，可以辨寒热矣。但赤痢久下，元气久虚，手足厥冷者，不无也，欲辨其真，但以渴与不渴，小便赤与不赤验之，无误矣。其药则辛苦寒者，加以辛热佐之，盖辛能发散，开通郁结，苦能燥湿，寒能胜热，使气宣平而已也。

发热内伤外伤分属解

内伤者，劳倦饮食之伤也，外伤者，风邪外触之伤也，其验以手心手背分属其热，以辨内外之伤矣。然内伤之热，有时而暂已也，外伤之热，热而不已，直至汗泄而已也，此又内伤发热之辨也。

涕泪从出辨

悲哀则泣、泪、涕，为所属三类，相从而出，《内经·解精微论》中云：水之精为志，火之精为神，水火相感，神志俱悲，水液上行，故泪出于目，水流而涕从之者，鼻窍通于脑，液渗为涕，流于鼻，譬如人之兄弟，急则俱死，生则同生，其志悲，是以涕泪俱出而横流也。及观别篇所载，有曰肝开窍于目，此篇则曰目者为心之窍，有曰肝热甚则为泣，而此篇则曰肾主水，水之精为志，水液上行，则泪是肾家来的水也，于肝无所属也。余每见病目者，风中于目，则冲风泣下而不止，经注曰：阳气内守于精，阳气盛而火气燔于目，风与热交，故泣下。夫同一泪也，一则曰志悲而泣出，一则曰火热甚而泣出，或从乎阴，或从乎阳，其说难辨也。余则曰：火之精为神，心动而悲泣，火之动也，火动而水即从者，亢则害承乃制也，夫心火动，则肺亦随之，而鼻者关于脑，涕亦从之也，何也？肺热甚而涕出也，经曰：鼻热甚，出浊涕，可例推也。人有笑极而泪涕俱出者，盖心主笑，笑极火动于内，而肺火亦从之，故泪涕俱出也。要之，人身之泪，虽主乎水，从肝来者，理也。

治病一过解

在位者贵，在市者富。贵而失位，是先贵而后贱者也，其眷恋爵位，忧结不解，乃致血损，病曰脱营。富失丰财，是尝富后贫者也，其眷慕财货，忧煎不解，乃使气血不行，病曰失精。二者之病，方其初也，病由想恋，未居脏腑，起于情念，不变躯形，及其次也，血气

86

相逼，形肉销铄，及其深也，谷气日损，阳火内薄，阴血消耗，血为忧煎，气随悲减，卫气日耗于上，而荣血日夺于内，医不能悉其致病之由，而详问之，其为过一也。

治病二过解

人之病也，必由饮食之失节，居处之失宜，苦乐喜怒之失其度。若饮食失节，居处失宜，暴乐暴苦，始乐后苦，暴怒暴喜，皆足伤精气而毁形体，厥气逆上而神离形骸。医而遇此，当知喜怒哀乐之殊情，而或补或泻，各从病者之宜，求其病者过伤之情，可也。若妄为谬术，使病者精华日脱，邪气并正，其为过二也。

治病三过解

病者，气候不同，其脏气有虚实焉，脉见有相似焉，医必从容分别而治之，乃得也。若急遽仓猝，既不能知病者气候异于平常，而于脏气之虚实，脉见之相似，咸忽焉无辨，以为诊法不足贵也，其为过三也脉相似，如脾虚浮似肺，肾小浮似脾，肝急沉散似肾之类。

治病四过解

凡人之情，贵者形乐志乐，贱者形苦志苦，若贵而脱势，其心必忧惶煎迫，郁火怫结，虽不必外中邪气，而精神内伤，身必败亡矣，岂独贵者然哉？若始则富而后则贫，而忧惶煎迫，郁火怫结，犹贵者之失势也，但贵则逸，而富则劳，是以外邪虽不致伤，而皮焦筋屈，痿躄挛结之病作，医而遇此，正宜严为之戒，使其不为富贵二字牵扰，设病者不听其戒，更当谆谆命令，使吾之言，足以动病者之心可也，若委随顺从病者，乱丧心志，而失其天真自然之常度，医日益久，病日益深，病亦不移，而医亦不行矣，其为过四也。

治病五过解

凡人之情，间亲爱者魂游，绝所怀者意丧，积所虑者神劳，结余怨者志苦，忧愁者气闭塞而不行，恐惧者心荡悼而不守，忿怒者意迷惑而不治，喜乐者神缓散而不藏，非分过损者，身体虽行动，而津液不为滋息，阳气结留者，化为脓注，而外生寒热。医而遇此，当随病者所犯，而以法解之、和之、补之、泻之可也，乃不究其病者发端之始，余绪之，推五气色象终始之运，惟以死日期之，至于病证之名不知，而男左女右之脉不察，其为过五也。凡男子阳气多，其左脉大为顺，女子阴气多，其右脉大为顺。

治病六过解

医者治病，当求病之色与脉，必须专一，已之精神，其间分条析理，揆度有常，而于阴阳逆从之理，察之有纪度，不失病者之色脉，此心不至于危殆，可也，不然，是为医者之六过也。

治病七过解

上古圣人，立法垂教，后之为医者，当终始守其法，可也。圣人立教，不妄于杂术，非谬言为道，非巧立名目，以自恃为己功。为医者，若不终师其教，妄作杂术，易古变常，斯人也，岂但不能医人，以贻殃于病者哉，适以为身咎也，是为医者之七过也。

治病八过解

凡人之情，贫贱者劳，富贵者佚，佚则邪不能伤，劳则易伤以邪，其于劳也，富者处贵者之半，其于邪也，贫者居贱者之半，至于人之勇者邪难入，人之怯者邪易伤。治病者，必先别其富贵、贫贱、勇怯，则知饮食寒温所居厚薄，各从所属矣。若汩乱心绪，毋能辨别，疑惑在心，罔通神明，是为医者之八过也。

治病九过解

凡人之病，或起于忧惧，或起于患难，或起于过饱，或起于起居之过度，或起于房劳之失节，或偶中其药物之毒，诸各有病形，各有病名，医之者，随其病之形名，察寸口之脉，而以经合之，则万举而万当。若妄作粗略，虽稍知术者，且羞其术之谬也，况深明者乎？是为医者之九过也。

治病九过总解

治病之道，岂使有过，欲求无过，当先辨内外之气。盖天地之气为外，人身中气为内，外气裁成万物，内气荣卫脏腑，谨守此治，与经相明，上以知通天之气，下以知病之变化，则道术明，而差谬去。所谓按循医事，为万民福，天降以福，人赖以生，何过之有也？

司 天 解

以六气为司天之气，少阴君火属子午，太阴湿土属丑未，少阳相火属寅申，阳明燥金属卯酉，太阳寒水属辰戌，厥阴风木属巳亥。厥阴司天，其化以风，相火在泉；少阴司天，其化以热，阳明在泉；太阴司天，其化以湿，寒水在泉；少阳司天，其化以火，风木在泉；阳

90

明司天，其化以燥，君火在泉；太阳司天，其化以寒，湿土在泉。司天者，顺在天之气候，在泉者，明在地之气候。凡气之在泉者，其脉不应，不应脉谓沉脉也，假如北政之岁，少阴在泉，则寸口不应；厥阴在泉，则右不应；太阴在泉，则左不应；少阴司天，则寸口不应；厥阴司天，则右不应；太阴司天，则左不应，推测而知，运候自得。

六气解

自年前十二月大寒节气，至二月惊蛰终止，为初之气；自春分起，至立夏止，为二之气；自小满起，至小暑，为三之气；自大暑起，至白露，为四之气；自秋分起，至立冬，为五之气；小雪起，至小寒，为六之气。一岁运气，四时不同，而天之时、民之病亦各随异，若夫风、寒、湿、火、燥、热六气淫胜，终一岁而不变者也。

运气考

五运，金、木、水、火、土是也，属阴，守于地，内属五脏；六气，风、热、湿、火、燥、寒是也，属阳，周于天，外属六腑、十二经络。运与气，有化有变，其化也，在人为生育，其变也，在人为疾病。运变，病生五脏，甚则兼外，气变，病生各腑经络，甚则入内，内外变极，死期至矣。其所谓变者，曰淫胜，曰相胜，曰反胜，曰报复，皆从气运太过不及来，察气运以太过为实，以不及为虚，审虚审实，则气运之察无遗术，而施治之药皆良方。或曰：地有南北异域，气运不分南北，然则治法何如？亦曰：从南则南，从北则北，似不可执气运之常法，而混然施之也。

气血病分属昼夜解

右寸脉主气，气为阳，昼亦阳属也，气病，则昼增剧而夜愈。左寸脉主血，血为阴，夜亦阴属也，血病，则夜增剧而昼愈。夫曰：增剧者，凡发热恶寒，烦躁，疼痛胀肿之类，若昼既恶寒，夜亦发躁，是谓阴阳交错，不治之症也，知其病在之愈剧，或在朝，或在夕，当其有余泻之，不足补之，调阴阳，和气血。若实实虚虚，不分昼夜，不辨气血，是谓不知生死之期者也。

六气病属解

厥阴司天，巳亥岁也，风淫所胜之候也，是岁民病集于中，病于脾。少阴司天，谓子午岁也，热淫所胜之候也，是岁民病集于右，病于肺。太阴司天，谓丑未岁也，湿淫所胜之候也，肾气受邪，水无能治，病于肾。少阳司天，谓寅申岁也，火淫所胜之候也，炎火上燔，金肺受邪，病于肺。阳明司天，谓卯酉岁也，燥淫所胜之候也，金胜木衰，病于肝。太阳司天，辰戌岁也，寒淫所胜之候也，病始心生，为阴凌犯，病于心。病者知其所胜，而自制，医者知其所胜，而与治，则得矣。

续标本辨

病者标本，有其在标，而求之于标，有其在本，而求之于本，有其在本而求之于标，有其在标而求之于本。夫所谓标本者，阳与阴逆从是也。先病而后逆者，病为本也，治其本；先逆而后病者，逆为本也，治其本；先寒而后生他病者，寒为本也，治其本；先热而后生他病者，热为本也，治其本；先热而后中满者，中满标也，标为急，治其标；先病而后泄者，病为本也，治其本；先泄而后生他病者，泄为本也，治其本，而后治他病；先中满而后烦心者，中满为本也，治其本；大小不利，治其标；大小利，治其本；病发而有余，本而标之，先治其标；病发而不足，标而本之，先治其标。经曰：知逆与从，正行无间，知标本者，万举万当，不知标本者，是为妄行。故曰：粗工嘻嘻，以为可知，言热未已，寒病复起，迷诊乱经，由其不知标本也。

皮肤甲错皮肤启裂辨

甲错者，皮肤无润泽之气，涩而不滑，如枯鱼之鳞，其见于经，名曰索泽。启裂者，皮肤裂开，肌肉不润，其见于经，名曰皴揭。甲错满身皮肤皆然，启裂不至满身也，二病皆起于精血不足，燥伤阳明，以苦寒治之，以生精凉血之剂补之可也。若有风屑，搔下作痒，则又涉于风，不可专于风治，盖风能燥湿，兼以苦寒治之。

习医先用明经辨

孙真人云：世间凡有病人，请医调治，医者曾不经事，未读一方，自夸了了，虚实不辨，阴阳不分，大祸人事。故习医者，当先明经书，经书既明，则医经方论，何患其不明？而又何患其不能医哉？昔之名医，皆自儒而至之，东坡有《脉说》、《医论》，皆自儒而得者也，古人所谓有能读而不能医者有矣，未有不读书而能医者也。或问：丹溪曰，医之为事，切脉、察病、用药，必以读儒书者能之，何也？丹溪答曰：非《四书》，无以穷理尽性，成格物致知之功，非《易》，无以穷阴阳造化、消长生成之道，升降浮沉之理。又问曰：医书何先？曰：必须先《内经》、《本草》、《脉经》，非《内经》无以识病，非《本草》无以识药，非《脉经》何以诊候？然后参之华氏之剖腹、王氏之针妖、雷公之炮炙、伊挚之汤液、箕子之洪范、越人之问难、仲景之伤寒、叔和之脉诀、士安之甲乙、启玄子之传注，钱仲阳之论，详絜古之方书，庶几可矣，其间德高行远，奇才异士，或居缙绅，或隐草野，间有一事一法可观，亦裁取之焉。

饮食色欲戒辨

《易》曰：君子慎言语，节饮食。又曰：君子以惩忿窒欲，能识圣经之旨，则内外调和，邪不能害，筋脉和同，骨髓坚固。不知妄为，遂使淫气精亡，因而饱食，筋脉横解，肠澼为痔，因而大饮则气逆，盖不节饮食，则饮食自倍，肠胃乃伤，伤之信也。不能窒欲，则强力入房，肾气乃伤，高骨乃坏，精耗髓枯，伤之验也，但守饮食之戒者易，而守房欲之戒者难，欲知其要，当观《内经》云：凡阴阳之要，阳密阴固，因而和之，是谓圣度。盖言：圣人未尝绝和合之道，但在阳气闭密而不妄泄，若阳强不能密，阴气乃绝。嗤嗤众人，不知返本穷原，乃籍"形不足，温以气，精不足，补以味"之语，或假珍味，或假药物，竟何益哉？

服饵辨

药以治病，食以养生，药之气味与食之气味，虽有几种相同，其相违相忌者多也。况人情喜食而恶药，故凡服药，药之气味与食之气味不欲相违，食消则服药，药散则进食。本草云：病在胸膈以上者，先食后药；病在心腹以下者，先药后食；病在四肢血脉者，宜空服在旦；病在骨髓者，宜饱满在夜。

内 伤 辨

东垣曰：外伤风寒客邪，有余之病，当泻不当补；内伤饮食劳役，不足之病，当补不当泻。斯言也，深得《内经》饮食劳倦之义，制补中益气汤以主之，至《王魏博集》中又论：不足之中当分别，饮食伤为有余，劳倦伤为不足，有余者宜泻，不足者宜补，勿以概视为内伤，而概以补中益气与之也。此王魏博推究东垣未尽之旨，恐后人不知变通耳，然细详《内经》饮食劳倦四字，自有奥理。盖劳倦伤脾，饮食伤胃，若只伤饮食，而未伤劳倦，治当消导，用东垣枳术丸法；若因劳倦，而复伤饮食，又当兼消兼补，合枳术丸法与补中益气法用之。若专因饮食不调，恐不可就用补中益气，而视为内伤也，必是因饮食不调，继之劳力过度，因劳力过度，继之饮食不调，方可视为内伤。夫曰：内伤不过劳力过度四字，其所谓劳力者，岂徒房劳辛苦已哉？多事则神劳，多语则气净，多笑则腑伤，多恐则志摄，多乐则意逸，多喜则错忘，多怒则脉不定，多恶则憔悴无欢，多好则昏迷不定，此皆足以伤其内者。

读《素问》《灵枢》议

按帝王世纪云：黄帝陟王屋山，玉关之下，与雷公、岐伯、伯高、少俞备论经脉，旁通问难，以为经，教制九针，著内外术，经十八卷。据此则知，黄帝所制者，只有十八卷也，今以此《素问》记之，则有八十一篇，二十四卷勒成一部，与前纪不同，何欤？庄诵其文，论病精辨，浑厚简朴，谓古三坟书，神农预其一信矣，然窃有疑焉者，盖谓其前后所记，卷帙不同也，意者此书之始，自黄帝时至周秦间，如长桑君、医缓、医和、文挚、安期先生等辈，本黄帝之书，而续之者焉，后之人尽视为黄帝之书，未可知也。班固云：八卷为《素问》，八卷为《灵枢经》，但素问、灵枢二名，自黄帝时未有，所考也，斯名起于何代？或曰：素问之名起于汉，盖因张仲景为汉代名医，因有此设耳，且素问之名，古人尚有搜寻其义者，而灵枢之名，则未之讨，均为黄帝之书，一则详，一则简，其不尽为三坟书，可知矣。唐王太仆①注，非不究心详密，未免多有差讹，至高都尉②等辈，新增校雠，意思精明，其补王太仆之所不及者，多也。愚尝热读二书，至《灵枢经》文，与《素问》较来，似不及素问高古浑厚，恐《灵枢》文在《素问》后也，观其著述，多本《素问》，恐是汉代如杜信、郭玉诸辈所著者，非耶？读医书，所以治病也，《素问》、《灵枢》，医经也，即谓医书之本也，治病不求其本，不谓之治，读书而不读《素问》、《灵枢》，尚可谓之医者？出以治人病哉？余尝籍袁太常刍马之给，北

---

① 唐王太仆：即指唐代医家王冰。

② 高都尉：指宋代高保衡。

游都门，适申翰林长公子病急，召大章诊之，曰公子惫矣，色青而泄，两关弦急，乃木旺土败，无策也，申君忧，乃陈其病之由，与向来所用之剂，俱未得《内经》中肯綮者。过两日，有李参军来谕，曰申公扬君之医于宰相门下矣，当为久留，计何如？大章应之曰：予游庠校二十五载，抑郁不得志，卧病十年余，偶至都谒，承明授一散官，释缚解艰足矣，向造申公，饭顷，来问公子安者十数辈，皆医院郎署也，吾方羞之，而乃使我屑屑于公卿门墙，为咨嗟嗫嚅态乎？且昨所见郎署，问申公子安者，皆为五斗计也，非吾愿，遂引而东归。

读《难经》议

按史记云：扁鹊者，渤海郑人也，姓秦，名越人，至今天下言脉者，由扁鹊也，高博士云：自轩岐、雷公后，得秦和著明六气，厥后越人得其一二，采《内经》九卷，因其义难究，著为难经。读其文，高古简约，诚先秦笔法，足以敷畅玄旨，然不曰著，而曰述者，其意不敢当，作者之圣游轩岐之门墙，而自附于明者欤！《素问》篇数八十有一，而此经之篇数合焉，显其微，足以发《内经》之所未发；广其说，足以备《内经》之所未备。犹唐人之诗，《素问》品为开元大方，《难经》品为接武羽翼乎。先贤商太史云：越人《难经》之述，述此者也，信矣，抑考，越人有禁方书，传自长桑君，其门人子豹、子阳，传越人五分之熨、八减之剂，法起

98

虢太子之死，厥后，齐人阳庆、淳于意、秦信等辈，传越人之脉书，至宋徐仲融，得越人所著《镜经》一卷于葫芦中，不闻越人有《难经》也，意者高都尉，时有所考，而名之者乎？其注经者，宋之丁、金之张、元之滑，余有所不尽述也。

读《证类本草》议

按高氏小史曰：炎帝尝百草，以治百病，尝药之时，百死百生，当其时，只著本草四卷。自梁之陶弘景、唐之苏恭[①]、刘禹锡、蜀之孟昶，参以唐本图经，至唐慎微，益以方书证，其经史遂成，全书共三十卷。昔人谓本草，比儒家之诸子百家也，信矣，夫医以用药，而不观本草全书，以悉谙药性，可乎？孔子曰：多识于鸟兽草木之名。是书也，盖不特鸟兽草木之名而已也，诚儒家之不可缺，况业医者乎？然愚窃有疑焉，尝考神农经，只三百六十五种，以当一期之数，至后续增至千余品，夫神农神人也，其尝药时，岂无遇于书之所不载者乎？而姑止于三百种，余也意者，后之人若钟陵吴晋、北齐徐之才、同州孟诜、陈藏器、京兆杜善方辈，各立己见，附会神农之方，而以乡土所有者增入焉，是未可知也。滕元发云：本草惟白字，宜用黑字

---

① 苏恭：即苏恭，苏敬，唐代医家，编纂《新修本草》。

者，乃汉人益之，不宜用也，夫益之者，不止于汉，则当删者，亦不止于汉也。古人云：尽信书，则不如无书。试举本草一二言之，金石之药，非不可治病，但服之毒发，遂至杀人，乃曰服之可以轻身延年。河豚鱼之有毒者，每每人啖之死，乃曰河豚性温无毒。是书也，不可不信，而亦不可尽信者也。古人制方立论，自汉仲景始，自仲景后，历唐与宋、胡元名医所著方书，种种不一，其所用药，大概相同，未尝有异。方摘本草中，后人所增益者，而独用之也。用药者，当以神农上中下三经，择而取之，然又不可执一种之味，可以却病延年。盖药必赖阴阳配合，君臣佐使之合，宜则相生相制，遇毒可解，遇病可瘳，后人不知古人用药之全方，著述之大成，乃著单方一本，行于世，何待人生死轻易如此也。是单方也，可以治病之未甚者，若病甚，或一症兼别症，生死在反掌间，亦可以单方取效乎？

读《甲乙经》议

　　按帝王世纪云：太昊画八卦以类物，情百病之理，得以有类，乃制九针，于是九针有经，计三卷。事物纪原云：黄帝问岐伯，以人之经络，穷妙于血脉，泊雷公请问，乃坐明堂以授书，于是明堂有书，　未有卷数。及考七略艺文志云：《针经》九卷，《素问》九卷，为《内经》，大与班固所记不同。宋人云：黄帝以来，文字不传，至汉张仲景、华佗所记，其语应与素问同类。则此书，自汉人本《明堂》、《针经》、《素问》三书，而纂其说，至皇甫仕安，能撰集之，名《黄帝针灸甲乙经》，启玄子次注素问，多引仕安之甲乙。三因方云：医之经，《灵》《素》是也，医之百家，本草是也，医之诸子，甲乙是也，不读甲乙杂科，何以知脉穴骨空？故欲知药性，当求百草，欲明针灸，当读甲乙。然名曰甲乙，其义何？取意者，阴阳脏腑皆属干支，甲乙为干支首，其地居东，干时为春气之始也，举甲乙而诸干悉之矣，阴阳脏腑之属悉之矣，犹《素问》之名，素取其太素之意，问取答问之意也。

读《图注脉诀》议 《脉经》附

按张湛养生方云：叔和为西晋高平人，博好经方，尤精诊处，采摭群论，撰成脉经十卷。脉诀又非十卷中书也，脉法始于《灵》《素》，自灵兰秘典、脉要精微、平人气象诸论，至秦越人著《难经》，演述之脉法尽矣，叔和所著，悉本三经中来，恐浩荡难探，乃撰此脉诀耳，恐非是叔和笔也。尝考五诊脉论，汉太仓公淳于意所撰，不知叔和亦仿于此否也。夫以二十四脉决人死生，兼之察色观病，叔和得矣。然千金之诊法，孙尚药视人长短、肥瘦、形气之议，张鸡峰形气相得相反之说，庞安常察脉之要，张子充太素之神，郭玉辨男女之别，及东垣之脉辨，丹溪涩脉诸论，似有不可不知者，若夫扁鹊所著奇经八脉，叔和之书考之悉焉。又尝记苏长公云：今之求医者，往往以脉试人，医者亦不屑问，孟浪一诊，以自挟其所长，不知脉者，幕也，诊脉者，如幕外之人，而欲知幕内之事也，须脉理精明者，而以其所生病症言之，庶免实实虚虚之祸，此言近理，并笔之于此。又尝考《内经》，后有祝由科一卷，昔人指为怪诞，黜之不存，而脉经中尚有鬼祟，于脉法中间见之，盖附祝由科，书之余派也。

读《原病式》议

原病式，乃金人刘守真之笔，守真居河间，名完素，有宋宣靖建绍时，其术显于北土，陈希夷乃守真之师也。夫守真为河间处士，术行幽燕间，乃不泥方土，议论深得《素》《难》中和之诀。人有品守真居于东垣之左，余每披诵，议论根于天道，阴阳法于地理，上下如汉仲景、晋启玄，虽非其俦，而若东垣者，盖当让守真居在右也，若守真制方，恐非此集之为善矣。

医学钩玄卷之三终

卷之四

中风门

　　天地间，惟风无所不入，一罅不塞，来不可御，是以古人谓中风之证，非外来风邪，径能伤人，乃本气病也，使元气充实，荣卫和平，腠理致密，邪气焉能为害？惟致密者少，疏漏者多，其所以致疏漏者，或因七情，或因劳食，或因痰气，或因酒湿，如河间所谓，将息失宜，水不胜火。是以风邪乘之，轻则为感，重则为伤，又重则为中，中之者，多在年逾四旬，气衰之际，其中于壮岁者，或间有之，然必形肥者多也。风邪既盛，气必上逆，痰随气上，停留壅塞，昏乱晕倒。邪在于络，肌肤不仁；邪在于经，即重不胜；邪入于肺①，即不识人；邪入于脏，舌即难言。五脏虽皆有风，而犯肝经为多，盖肝主筋，属木，风易入之，肝受风则筋缓不荣，或缓或急，所以有㖞斜、瘫缓不遂、舌强语涩之证，治法以调气为先。经云：治风者，以气理风，气顺

---

　　① 肺：据《金匮要略》，当以"腑"为是。

则痰消，徐理其风，庶可收效。若伤其真脏者，性命危急矣。

凡中，不省人事，口噤不可进药，急以生半夏为末，吹入鼻中，或用细辛、皂角为末，吹入喉，喷嚏则甦，可以验其受病浅深，可以知其治与不可治，若无嚏者难治矣。

凡中，脉得浮迟，虽口噤、不省人事，犹可生也。若心绝则口开，肾绝则遗尿，脾绝则手撒，肝绝则眼闭，肺绝则鼾睡，及六脉急数，鱼口气粗，面赤如妆，喉声如锯，汗出如珠，发直吐沫，摇头直视，眼小目瞪，循衣摸床，神昏不语，头面手足爪甲青黑，大吐大泻，吐血下血，皆死候也。

戴云：诸中，或甦，或未甦，或初病，或久病，忽吐出紫红色者死，

口眼喎斜，烧皂角，烟薰患处，次烧乳香薰之，顺其血脉也有无故口眼喎斜，投以风药不效，盖缘骨虚受风，川乌一味不宜少，亦不可例作中风治也。

痰涎盛者，用瓜蒂散，或参芦煎汤吐之，然后用降气消痰药，加竹沥、姜汁。

瓜蒂散方

瓜蒂　赤小豆等分为末温水调下，未吐时先用帛搭束心上，勿冷药下，后用八味顺气散

八味顺气散方

白术　白茯苓　青皮　人参　白芷　陈皮　乌药各

104

一钱　甘草五分

中后体虚，不可峻补，用四君子汤加南星、香附。

中风无汗，四肢骨节走攻疼痛、麻木，手足瘫痪，语言謇涩，用乌药顺气散必须看症，果从风邪来，方用此剂，若病者从虚得，病更当斟酌。

麻黄　陈皮　乌药各一钱　僵蚕　川芎　白芷　甘草炙　桔梗　干姜　枳壳各七分

中左半身不遂，目昏耳聩，头眩乏力，用祛风养荣汤。

川芎　熟地姜汁拌　芍药　当归　防风　天麻　羌活桃仁各一钱　红花　生姜　竹沥

中右半身不遂，用祛风导痰汤并治一臂不随，时复转移者。

防风　白术各一钱五分　橘红一钱五分　半夏一钱五分南星　枳实　茯苓　羌活各一钱　竹沥　姜　甘草五分

中风，肝虚惊悸，用珍珠丸、独活汤。

珍珠丸方

珍珠　麝香各三钱　熟地　当归各一两五钱　酸枣仁柏子仁　人参各七两　犀角　茯神　龙脑各二钱　虎睛一对

蜜丸，辰砂为衣，薄荷汤下。

独活汤方

独活一钱二分　羌活一钱　人参一钱五分　前胡八分细辛五分　五味五分　防风　茯苓　半夏　甘草四分　酸

105

枣仁各一钱

中风，肝实多怒，用小续命汤。

防己　川芎　黄芩　杏仁　芍药　甘草　麻黄　人参　防风　肉桂

附子

身热去附，加秦艽，有汗体弱去麻黄，加黄芪、茯苓，不能言加竹沥。

中风，狂言恍惚，用芩连导痰汤。

半夏　陈皮　南星　枳实　甘草　赤茯苓　黄芩　黄连　生姜

中风，血弱，臂痛连及筋骨，用十味剉散。

黑附炮　当归　茯苓　黄芪　川芎　白芍药　防风　白术　肉桂　熟地　生姜　大枣

中风，麻痹，鼻额、唇口、颊车、发际俱痛，口不可开，言亦妨碍，此足阳明受风毒也，用犀角升麻汤。

犀角　防风　羌活各一钱　升麻一钱五分　川芎八分　白附子　白芷各五分　黄芩六分　甘草三分

中风，皮肉紧，手足难举重物，居暖室汗出，病减，一或遇风，病即增重，用半夏苍术汤。

黄柏　干姜　天麻　苍术　茯苓　黄芪　泽泻　人参　白术　神曲　麦芽　橘皮　半夏

上为末，生姜汁调成膏，以炒盐汤送下。

中风，坐卧如常，只失音不语，用小续命汤去附子，加石菖蒲一钱。

中风，在腰屈伸不便，宜四物汤、活络丹。

四物汤方

当归　川芎　芍药　熟地

活络丹方

川芎　南星　甘草　地骨　乳香　没药

末之，酒糊丸，空心酒服

中风，因房劳汗出口干，用十味剉散

黑附子炮　当归　茯苓　黄芪　川芎　白芍药　防
风　白术各一钱　肉桂五分　熟地二钱五分

姜、枣煎。

中风，因酒过卫虚，头面多汗，喘动不息，用人参
宁卫汤。

人参　白术　白芍　黄芪各一钱五分　甘草三分　牡
蛎粉　干葛　杏仁　防风

中风，因新沐头疼，头面多汗，用升阳泻火汤。

甘草炙四分生四分　防风　独活各五钱　白芍　升麻各
五钱　葛根　羌活各八分　人参一钱　柴胡一钱二分　川芎
五分

漏　风　门

漏风者，醉后当风所致也。其证额上常有汗，盖头
乃诸阳之会，酒能发阳，所以饮必见面，醉后阳气上
升，头面毛窍必开，当风坐卧，风邪入之也，用黄芪六

一汤。

黄芪六钱　甘草一钱　防风　麻黄根　桂枝各半五分

服药，风邪已尽，或口眼㖞斜，以鳝鱼血入麝香少许，涂之。

檐 风 门

檐风者，得证于窗牖之间者也。或于窗牖间秃头梳洗，卒然遇风，邪入之也，用五积散。

苍术　白术　厚朴　陈皮　桔梗　枳壳　川芎　甘草　茯苓　当归　麻黄　肉桂　半夏

痛 风 门

痛风者，四肢百节走痛也，大率因血受热，已自沸腾，其后或涉冰水，或立湿地，或扇取凉，或坐卧当风，寒气外搏，热血得寒，汗独凝涩，所以作痛也，病在下则曰鹤膝风，其证则胫细而膝肿，病在身则遍身骨节疼痛，昼静夜剧，如虎之啮，名曰白虎历节。要之，总谓痛风也。有风热，有风湿，有瘀血，有血虚，有痰，有气，病有数种，治当详细耳，

因于风而百节走痛痛不定于一处者风也，用小续命汤。

防己　川芎　黄芩　杏仁　芍药　羌活　威灵仙
附子　甘草　麻黄　人参　防风　肉桂　苍术

血虚加当归，有汗去麻黄加黄芪。

108

一方用黄柏、苍术各二钱，酒炒煎就，再用威灵仙为末，羊角灰、芥子、姜一片，入药末，擂纳，以前药调服。

因于热而肢节作痛痛有常处，痛处肉必热而色微作红者是也，用千金犀角汤。

犀角　羚羊角　前胡　黄芩　射干　升麻　栀子仁大黄量人虚实多少用之

因于湿热而肢节作痛，身体肿重，发热者是也，用当归拈痛汤。

归身　羌活　甘草　黄芩　茵陈　苍术　茯苓　泽泻　白术　人参　玄参①　防风　知母　猪苓　升麻

病在下加黄柏，妇人加酒红花，肿多加槟榔、大腹皮、泽泻，更加没药一钱，定痛故也。

因于湿而肢节作痛，遇阴雨其痛尤甚，身觉沉重是也，用羌活胜湿汤。

羌活　独活　藁本　防风　川芎　蔓荆子　苍术白术

因于痰饮而肢节痛，用二陈加黄芩、羌活、苍术。

因血虚而攻走作痛，日轻夜重者是也，用

当归　川芎　熟地　芍药　羌活　牛膝

或有痛风之证，更性急作劳，两腿痛，动则痛愈甚，用温血散痛汤。

---

① 玄参：当作"苦参"。

归须　赤芍药　熟地　橘皮　桃仁　牛膝　川芎
甘草

或有风吹手足，酸痛而肿，用术附汤，或用炒盐熨
之。

白术四钱　黑附一钱半　甘草二钱

或有痢，用涩药，恶血流入经络，用破血散。

归须　川芎　熟地　桃仁　红花　牛膝　黄芩　陈
皮　甘草

若痢后脚软，骨痛膝肿，宜芎归地黄等剂，气虚加
参芪，挟风加羌活、白术。

因酒过多，乃致肢节中风作痛，用除湿定痛散。

黄柏　威灵仙酒炒各五钱　苍术　羌活　陈皮　甘草
各三钱　芍药各一钱

末之，每服二钱，白汤下，入姜汁少许。

或有风湿所乘，腿脚缓弱，用独活寄生汤。

独活　杜仲　牛膝　茯苓　熟地　桑寄生　防风
川芎　人参　当归　细辛　秦艽　芍药　桂心　甘草

鹤膝风用五积散。

苍术　白术　厚朴　陈皮　桔梗　枳壳　川芎　甘
草　茯苓　当归　麻黄　肉桂　芍药　半夏

白虎历节用附子八物汤寒胜者宜。

桂心　白术各一钱　黑附　干姜　白芍　人参　茯苓
各一钱　甘草一钱

或用羌活汤。

羌活　黑附子　木香　甘草　桂心　川芎　当归

110

牛膝　秦艽　杏仁　防风　骨碎补

头面风门

其证两颊色赤，作痒者是也，用消风散酒调服，再用杏仁去皮研末，频揸之。

癞风门

此证乃感天地间厉气所致，得此病，而眉发髭须先落者，犹风撼木，而叶先落也。间有服蛇大风油而愈者，别册有方，可对症治之，《丹溪心法》载之甚详。

破伤风门

破伤风者，因皮肉曾有破伤处，风从疮口入。其证项强，牙关紧急，状如发瘇①，不似中风，又似产后角弓反张，防风、全蝎之类，皆是要药，盖非全蝎，风不开也。

用鸦翎烧灰一钱，研细酒服。

破伤风发热，用

瓜蒌仁　滑石　南星　苍术　炒柏　赤芍　陈皮

---

① 瘇：音肿，脚肿病也。

黄连　黄芩　白芷　生甘草

中气门

　　中气者，中七情之气也，七情者，喜、怒、悲、思、忧、惊、恐也。七情皆能使人中，因怒而中尤多，盖怒气忿遏不平，以致痰厥气并，牙关紧急，大略与中风相似，但中风身温，中气身冷，中风口多流涎，中气则口无流涎，以气药治风则可，以风药理气则不可。才觉中气，急以苏合香丸灌之，醒后以八味顺气散。尚有余痰未尽，平复宜多进四七汤，及星香散，惟口开脉绝，不可治也。或兼别证，随证加减调理。

苏合香丸方

　　沉香　麝香　丁香　青木香　诃子　荜茇　香附白术　檀香　朱砂　犀角各二钱　薰陵香　龙脑　苏合香二钱五分　安息香五钱　酒半升熬膏

　　上为末，先入膏，搜和方入，炼蜜丸，如弹子大，以腊封固，姜汤调下。

星香汤方

　　南星四钱　木香一钱五分，姜煎。

八味顺气散

　　白术　白茯苓　青皮　人参　白芷　陈皮　乌药各一钱　甘草三分

四七汤

半夏二钱五分　茯苓一钱　厚朴一钱五分　紫苏一钱

六磨汤

人参　槟榔　沉香　乌药　木香　枳壳

用姜汁磨浓，酒服。

中 寒 门

中寒之证，身体强直，口噤不语，四肢战掉，卒然眩晕，身无汗，脉多迟而紧。此为寒毒所中。宜先用酒调苏合香丸，轻则五积散加香附二钱，麝香少许，重则用附子理中汤也。此病多主西北二方，东南犯者甚寡。感冒寒邪，头身热痛，项背挛急，呕吐腹痛，用五积散。

苍术　白术　厚朴各五钱　陈皮　桔梗　枳壳各七分
川芎　甘草　茯苓　当归各五分　麻黄七分　肉桂四分
干姜　半夏各五分

感冒寒邪，手足厥冷，用四逆汤。

黑附　甘草　姜

理中汤

人参　白术各二钱　干姜一钱五分　甘草炙一钱

加附子，名附子理中汤，挟食加陈皮、缩砂、青皮，挟气不仁加防风，挟湿加白术，脉牵急加木香，肢节痛加桂。

前辈云：中寒之证，与伤寒相类，而于东南二方，间或有之，故外伤多于西北，而内伤多于东南，西方禀厚而寒，东南禀薄而温故也。南方既寡中寒、伤寒之病，而多感寒、冒风之症。医人不察，徒执方书，概以前人伤寒中方投之，其粗率杀人众矣。余每每细谈此论，而世俗尚时医，余论信之者少，奈何，后必有以吾之言为善者也。

中暑宜参看中暑中湿中热辨，见补议中

中暑为证，面垢闷倒，昏不知人，冷汗自出，手足微冷，其脉沉伏虚细者是也。切不可以冷水及十分冷剂，先以苏合丸用汤灌，甦后用香薷饮，煎热入麝香少许服，或剥葱蒜，内入鼻中，或研蒜水，灌之。盖中伤暑毒，阳外阴内，香薷味辛性暖，蒜亦辛暖，气又臭烈，能通诸窍。大概极臭极香之物，皆能通窍者也，切不可用寒凉之剂。

中暑，用日晒热瓦熨其心腹脐下，或以布蘸热汤熨之。中暑不治之证，冷汗如雨，口吻涎流，四肢厥冷者，不治也。凡治中暑，不宜过与冷剂，致伤作吐泻不止，烦燥多渴，甚欲裸形，如伤寒阴盛阳隔，当用温药，如香薷饮，内加附子，浸冷服之。

暑 风

中暑之人腠理已开，复为风邪乘之，鼓激痰饮，用黄连香薷汤加羌活服，不可作惊痫治，多致不救。

中暑，烦渴，用益元散调服，如狂言妄语，心中恍惚，内加辰砂细末三钱，和匀，新汲水调服。

中暑，身热，自汗烦渴，用竹叶石膏汤。

淡竹叶　麦门冬各一钱　半夏五分　人参各一钱五分　糯米二钱　石膏

姜煎。

中暑，霍乱转筋，吐泻，寒热交作，胸膈痞满，头目昏痛，肢体浮肿，嗜卧倦怠，小便赤涩，用六和汤。

藿香一钱五分　厚朴　赤茯苓　人参各一钱　木瓜五分　香薷二钱　白扁豆　杏仁各五分　甘草三分　砂仁七粒　生姜三片

日间中暑，夜卧开窗，伤冒风露，寒热如疟，用六和汤加羌活、川芎。

中暑，身痒如刺，间有赤肿处，名曰暑风，用六和汤合消风散，煎服。

消风散方

防风　甘草　当归　赤茯　杏仁　桂心　黄芩　秦艽　葛根

或用黄连香薷饮加羌活、防风，如痰盛加南星、

115

香附。

中暑，气虚身热，不能作劳，用清暑益气汤。

黄芪　升麻　白术　人参　神曲　陈皮　甘草　五味　泽泻　青皮　黄柏　当归　葛根

中暑，伤食，水泻，腹痛，用胃苓汤伤诸般肉加草果。

苍术　厚朴　茯苓　白术　陈皮　泽泻　官桂　猪苓　甘草　半夏

中　湿　门

风寒暑湿，皆能中人，惟湿气积久，留滞关节，故能中，非如风寒暑之暴中也，其证则关节痛，浮肿，喘满，腹胀烦闷，昏不知人，或坐卧湿地，远行涉水，或冒雨露，或汗出衣裹，阴湿浸渍。着肾则腰疼，身重如坐水中，小便不利；着脾则四肢浮肿，不能屈伸，大便多溏；挟风则眩晕呕逆，烦热兼寒则拳挛掣痛，无汗恶风；挟暑则烦渴引饮，心腹疼痛，面垢，恶寒。但湿从下受，故多下体之疾，其脉多沉缓而微，四肢倦怠，身体重着也。惟东南地界，人多中湿，法当疏利小便，不可轻汗，亦不可轻下，火攻也。古人云：湿则肿，寒则痛，痛甚者寒多，肿甚者湿多，风则肿痛无定。

中湿，身重，小便涩，大便溏，用渗湿汤。

苍术　白术　炙甘　茯苓　干姜　橘红　藿香　半曲

中湿，身痛微肿，额上微汗，用麻黄薏苡仁汤。

116

麻黄　薏苡仁各五分　杏仁十粒　甘草炙，二钱五分

中湿，四肢倦怠，关节作痛，恶风，自汗，用防己黄芪汤。

防己酒浸　白术各一钱　黄芪二钱　炙甘草五分　姜枣

中湿兼暑，用五苓散，或用白虎汤加苍术。

知母　苍术　石膏二钱　甘草一钱　糯米一合

中湿因久雨所致，或大便溏泄，用五苓散下戊己丸。

戊己丸方

吴茱萸四两，汤炮七次，先用煨炒出汗，入黄连同炒　黄连四两　芍药四两

末之糊丸。

中湿着肾，腰疼冷如水，腰重不可转侧，用肾着汤。

干姜二钱　茯苓二钱　甘草一钱　白术一钱五分

中湿，感寒无汗，恶寒体痛，用五积散。

苍术一钱　白术　厚朴各五分　陈皮　桔梗　枳壳各七分　川芎　甘草　茯苓　芍药　当归各五分　麻黄七分　肉桂　干姜　半夏各五分

中 恶 门

中恶之证，手足忽然逆冷，肌肤粟起，头面青黑，

117

精神不守，妄语错言，牙关紧禁，头晕旋倒，昏不知人，乃因冒犯不正之气也，多得吊死问丧，入庙登塚。古人谓：久无人居之处，须洞开食顷，使久阴之气舒散，用苍术、雄黄焚烧日许，方可安居，正谓此也。得此病状，不便作中风施治，先用苏合香丸灌下，候醒，用木香调气汤。

木香　白豆蔻　丁香　藿香　甘草　砂仁　苍术
厚朴等分加盐少许煎服

山岚瘴气之处，须待日色高照，阴湿之气已散，方可开户，若欲出行，须饮酒三两盏，或盐汤调服苏合香丸，如无，或椒、姜煎汤，亦可。不然人染此气，必发寒热如疟，面色萎黄，手足浮肿矣，当用正气散。

陈皮　厚朴　半夏各一钱　苍术一钱五分　甘草　藿
香各五分

姜、枣煎。

行路或闻秽，致吐泻忽作，恶心少食，用人参养胃汤。

人参　半夏　厚朴　茯苓　苍术　橘红　藿香　甘
草　草果　乌梅

姜煎。

伤　寒　门

冬时严寒，万类深藏，君子固密，则不伤于寒，不能固密，乃触冒禁寒之气，乃为伤寒耳。禁寒之气最

118

毒，乃杀厉之气也，中而即病，失于解散，致使传变经络，异证百出，生死只六七日之间，此为即病之伤寒也。传经分三阳三阴，三阳是太阳、阳明、少阳也，三阴太阴、少阴、厥阴也。经之阴阳，以脏腑言，腑为阳，膀胱、胃、胆是也，脏为阴，脾、肾、肝是也，病之阴阳，乃是外邪之阳气阴气是也。表里受邪，阴阳双传，名曰两感之伤寒也。寒毒藏于肌骨，至春变为温病，至夏变为热病，其症则渴而不恶寒，名为不即病之伤寒也。古人若仲景《伤寒论》、蒙斋《指掌图》，条析明白矣，后辈何复多赘哉？但方出古人，用之在我，其间权宜应变，勿用胶固，合在后人之活法耳。余尝从《内经》摘其伤寒要旨，其曰：一日膀胱，则头项腰脊俱痛；二日胃腑，则身热目痛鼻干；三日胆腑，则胸胁痛而耳聋，然未入于脏也；四日脾脏，则腹满而嗌干；五日肾脏，则口燥舌干而渴；六日肝脏，则烦满而囊缩，大抵未满三日可汗，满三日可下耳；七日膀胱病去，头痛少愈矣；八日胃病去，身热少愈矣；九日胆病去，耳聋微闻矣；十日脾病去，思饮与食矣；十一日肾病去，渴止作嚏矣；十二日肝病去，囊缩少腹微下，病日已矣。日虽过多，脉尚浮数，犹宜汗之；日数虽少，即有里症而脉沉细，即宜下之。其有病势已愈，而时有所遗者，强食谷肉，与脏热相搏也，视其虚实而补泻之，则已也，何也？脾胃气虚，肉坚食驻，不能消化故也。其所谓两感者，一日巨阳与少阴俱病，头痛口干而烦满；二日阳明与太阴俱病，耳聋囊缩而水浆不入，犯

119

两感者，六日死也，两感初犯而即不知人，三日死，不能至六日也。感寒轻而至夏至前发者，名曰温，以阳未甚，为寒所制也。感寒甚而至夏至后发者，名曰热，以阳热太甚，寒不能制也。但伤寒从西方北寒之地犯者居多，而南方地暖犯之者寡。仲景之法，能治于北方，而以之概施于南，恐非宜也。

时令不正，感冒，发热头痛，用十神汤。

川芎　甘草　麻黄　升麻去根蒂　干姜　赤芍　白芷　陈皮　紫苏　香附

姜、葱煎。

四时外感，发热恶寒，用香苏散。

香附　紫苏　陈皮　甘草

生姜、葱煎。

如头目痛加川芎、白芷，热甚加柴胡。

发热头痛，恶风自汗，呕逆恶心，名曰伤风证，用

人参　茯苓　陈皮　半夏　白术各一钱　甘草　藿香五分　厚朴六分

伤寒，咳嗽风痰，鼻塞声重，用金沸草散。

金沸草　荆芥　麻黄各一钱五分　甘草三分　赤芍药　半夏　前胡各一钱

姜、枣煎。

伤寒，日晡潮热，躁烦谵语，大便结，用大柴胡汤。

柴胡四钱　黄芩一钱半　半夏　芍药　枳实各一钱　大黄量虚实加入

120

伤寒发热，自利谵言，用柴胡三白汤。

柴胡三钱　白术　茯苓　芍药各一钱　人参一钱半　甘草五分　黄连八分

姜、枣煎。

伤寒，身热烦盛，渴饮寒物，脉绝者，用生脉散。

人参　五味　麦门冬各一钱

伤寒，神昏谵语，昼夜不睡，用退热宁神汤汗下后可服。

柴胡二钱　黄芩　黄连各一钱　甘草　山栀　人参　酸枣仁　麦冬　茯神

伤寒瘥后，心胆虚怯，梦不宁安，心惊恍惚，用温胆汤。

半夏　竹茹　枳实　陈皮　甘草　茯苓　人参虚极者用十全大补汤

伤寒，身热目痛，属阳明也，用人参白虎汤汗下后可用。

知母　石膏　人参　甘草　糯米

伤寒，下痢，不睡，用猪苓汤。

猪苓　茯苓　泽泻　滑石　阿胶等分

伤寒，少阴症，二三日已上，心烦不睡，用黄连阿胶汤。

黄连六钱　黄芩二钱　芍药三钱　阿胶五钱　鸡子黄一个

伤寒，发汗过多，燥不睡，渴欲饮水者，用连栀五苓散。

伤寒，汗下后，无睡，身冷，欲成阴证，用干姜附子汤。

干姜　附子

伤寒大热，错干呕，口燥不睡，用黄连解毒汤。

黄连　黄芩　桔梗　当归各一钱　生地　知母　藁本　防己　羌活　独活　防风　连翘　人参　泽泻　甘草　黄芪　黄柏各五分

伤寒，身热烦渴，小便涩，大便秘，妄言，此里实也，用调胃承气汤勿以小便涩而利之，精液益乏矣，若症虽可下，老年虚损之人用蜜导。

大黄用酒浸，量人虚实下之　甘草二钱　芒硝一合

水二升，煎至三合，去滓，纳芒硝，微煎，温服。

伤寒，大便自利，小便如常，发热烦燥，妄言，用温胆汤。

半夏一钱　竹茹　枳实一钱　陈皮二钱　甘草五分　茯苓一钱五分　人参一钱

如不烦热用理中汤，如阴症遍身极冷，用葱熨法。

伤寒，汗后妄语，此津液不和，用小柴胡合小建中汤。

柴胡　半夏　黄芩　甘草　人参　白芍药　桂枝

伤寒，自利谵语，手足厥逆，比①虽自和，必有燥粪，用调胃承气汤。

---

① 比：恐为"此"之误也。

122

大黄　甘草　芒硝煎法在前，若亡阳，脉微，下利直视，不治

伤寒，大便黑，小便利，小胀①，病发狂谵语，此瘀血症也，用桃仁承气汤。

伤寒，热结胸中，痞满觉痛，用小陷胸汤。

黄连三钱　半夏八钱　瓜蒌一个

用水二升，先煮瓜蒌仁，取一升，去滓，纳诸药，煎七分。

伤寒，头汗出，心下紧满，无大热，此水结胸中也，用小半夏茯苓汤。

半夏　白茯苓等分

姜煎。

伤寒发黄，一身尽痛，寒热往来，用柴胡山栀汤。

柴胡　半夏　黄芩　甘草　人参　山栀

伤寒，遍身发黄，大便黑，小便利，小腹急痛，此瘀血也，用桃仁承气汤。

伤寒发热，渴欲饮水，饮水即吐，此水逆也，用五苓散。

泽泻　赤茯苓　白术　猪苓　肉桂

热甚加黄连。

伤寒阴症，发黄，脉弱，小便自利者是也，用茵陈理中汤。

人参　白术各二钱　干姜一钱五分　甘草一钱　茵陈

————————

① 小胀：恐为"小腹胀"之脱简也。

二钱

伤寒，舌卷焦黑，鼻如烟煤，狂言见鬼，面赤发斑，用阳毒升麻汤。

升麻一钱五分　犀角　射干　黄芩　人参各一钱　甘草五分

伤寒身热，舌上白苔，脉紧恶寒，用柴胡瓜蒌汤。

柴胡三钱　人参　黄芩各一钱半　甘草一钱　黄连一钱　瓜蒌根二钱

姜、枣煎。

伤寒，舌上焦黄，未下者，用大柴胡汤下而黑色，热不止者不治。

伤寒欲愈，衄血不止者，用犀角地黄汤或用茅花把煎服。

犀角　牡丹皮各一钱半　芍药　生地等分　人参　黄芩各一钱

衄血虽止，身热未已，日晡尤剧，更多谵语，此热入血室，用柴胡地黄汤。

柴胡二钱半　黄芩　人参各一钱五分　生地一钱　甘草五分　半夏一钱五分

伤寒，强发汗，致动阴血，从口鼻耳目出者，谓之下厥上竭，不治。

伤寒，心中懊恼，此阳明证也，宜下之，心中懊恼，而有燥粪，亦宜下之，用大承气汤。

伤寒，虚烦，心中懊恼，不睡者，不宜下，宜吐之，用栀子豉汤。

124

栀子四个　香豉五钱

待吐，止服。

伤寒汗多，皮中如虫行，此津竭也，用黄芪建中汤。

黄芪三钱　甘草　生姜　白芍五钱　桂枝二钱

伤寒，吐蛔有二症，口中不干属阴，乃胃寒也，用理中汤；烦热，口疮，咽痛属阳，乃胃热也，用乌梅丸去附。

乌梅丸方

乌梅三十枚　黄柏　细辛　官桂　人参各六钱　川芎当归各四两　干姜　黄连一两六钱

末之，炼蜜丸，空心盐汤下。

伤寒，下利而渴，阳明症也，用大柴胡汤。

柴胡四钱　黄芩一钱半　半夏　芍药　枳实各一钱　大黄量人虚实

伤寒，泻利有二症，粪色焦黄，臭秽，出必作声，脐下热属阳利，用五苓散；下利清谷，淡黄白色，脐下多寒，属阴利，用理中汤。

伤寒，汗后恶寒者，乃里虚，黄芪建中汤；恶热者，乃里实，大柴胡汤。

伤寒，发汗太过，汗不止，发狂，阳明燥极，用玉屏风散。

防风二钱　黄芪　白术各四钱

姜煎。

仍用温粉扑之。

白术　藁本　川芎　白芷各等分

末之，加细米粉一两五钱，和匀，细绢盛之，周身扑，若四肢厥冷，发狂如故，用四逆汤。

黑附子一枚　甘草六分　干姜五钱

如发汗过多，而小便赤少，勿利小便，为重以竭其津液，用清心莲子饮。

石莲　黄芪　黄芩　人参　车前　麦冬各一钱　甘草五分　地骨皮七分

伤寒，至日晡热者，用大柴胡汤下之，若病久，至日晡发热，此属元气不足，补中益气汤。

凡伤寒，手足寒谓之厥，手指尖冷谓之清，犯此而烦躁不已者，不治。

伤寒瘥后，男女阴阳易，用烧裈散。

裈裆近阴处者，男则用女，女则用男，烧存性为末，水调服

或用青竹刮皮，水煎服。

伤寒瘥后，劳役复热，用补中益气汤。

疫疠门

疫疠之证，由冒四时不正之气，行于村巷，老少长幼病皆相同，谓之天行时气，与伤寒、温病、热病不同。故仲景云：疫气大行，无假于脉，宜随时施治，以平为期，不可过取，通用人参败毒散解之。若热极烦渴，神思昏乱，须开门牖，使邪热舒散，用新布浸新汲

126

水内，绞干搭在胸项。此证易于传染，使人有不相通，问人病家，不令染着，以雄黄常抹鼻孔中。凡人患所，要行从客位入。凡男子病，秽气出于口，女子气出于阴，坐立对语之间，宜识向背，诊视之际，伺病人手出被中，少顷，待其邪气舒散，方可近前。亦须饮酒，少啖姜蒜，方可省视，不可空心造次，轻诣也。

春时应温，而清气折之，其症身热、头痛、目眩，用葛根升麻汤，或呕吐用小柴胡汤。

葛根　升麻　白芍药各二钱五分　甘草五分　黄芩二钱

夏时应热，而寒气折之，其症骨疼、身热、头痛，用人参败毒散。

羌活　独活　柴胡一钱半　前胡一钱半　桔梗　枳壳　人参　茯苓　川芎各一钱　甘草三分

若腹痛自利，用理中汤，往来寒热，用小柴胡汤。

秋时应凉，而大热折之，其症身热咳嗽，用金沸草散。

金沸草　荆芥　麻黄各一钱半　甘草五分　赤芍药　半夏　前胡各一钱

姜、枣煎。

若蓄热发瘅，用茵陈五苓散，下痢，用人参败毒散加陈仓米。

冬时应寒，而大温抑之，其症身热头痛，咽干作痛，用人参败毒散，或甘桔汤加玄参。

或生赤，及用葛根升麻芍药汤，发斑者用阳毒升麻汤。

127

升麻　犀角　射干　黄芩　人参　甘草

大头天行病门

其证，初觉壮寒增热[1]，次传头面，红肿疙瘩，咽嗌堵塞，颐颊热肿，多发于冬温之后，亦时疫热症也，用羌活、黄芩、蒸熟大黄，俱用酒制，水煎服。

头面红肿疙瘩，咽喉不利，用漏芦汤。

漏芦　升麻　黄芩　大黄　蓝叶　玄参各等分

热甚加芒硝。

消毒僵黄丸

桔梗　僵蚕　牡蛎　大黄等分

末之，蜜丸，水下。

或用普济消毒饮[2]

黄芩　黄连各五钱　人参二钱　橘红　玄参　甘草　柴胡　桔梗　连翘　蓝根　鼠粘子　马勃　白僵蚕　升麻　防风　薄荷　川芎　当归

末之，蜜丸，大便结加大黄。

东垣治法，阳明为邪，首大肿；少阳为邪，肿在耳前后，以酒芩、酒连、鼠粘子、大黄、芒硝煎呷之，毋令饮食，利其大便。若邪气已，止其剂，阳明渴加滑

---

① 增热：恐为"憎热"之误。

② 或用普济消毒饮：原书无"消"，今补之。

石、石膏，少阳渴加瓜蒌根，阳明行经，升麻、芍药、甘草，太阳行经，羌活、荆芥、防风，并与上药相仝用之。

温 病 门

温病，即时病也，众人病有一般者，又谓之天行时疫。其症因冬月寒气伤胃，伏藏肌骨，至春而作，此不即病之伤寒也。有春温、风温、温毒三种，皆自春末夏至前发也，过此则为热病矣。治此病者，宜以中和之剂，轻于发散为佳，若以汗、下、吐三法行之，则变异症矣。丹溪云：宜散宜降，以黄连、黄芩、桔梗、防风、苍术、滑石、香附、人中黄末之，神曲糊为丸，分气、分痰、分血作汤。使气虚以四君子，血虚以四物，痰以二陈，热甚者用童便。其脉左寸大于右寸，浮缓而盛，按之无力者是也。经曰：冬不藏精，春必病温，又曰：冬伤于寒，春必病温，可不戒哉？

葛根升麻汤发热头痛用之

六神通解散

麻黄一钱半　苍术一钱　甘草一钱　茯苓一钱　石膏二钱　滑石二钱

治从外邪而得，若邪热在里，神思不宁加人参、黄连。

小柴胡汤热甚呕吐用之

大柴胡汤大便秘者用之

葳蕤汤，风温者用温病汗后，热、自汗、多眠、四肢不收是也。

石膏 葳蕤各一钱 麻黄 羌活各八分 青木香 白薇 杏仁各五分 甘草四分 川芎六分 葛根一钱二分

温病热甚，用知母葛根汤。

知母 葛根 石膏各一钱 甘草 升麻 南星 杏仁 川芎 羌活 葳蕤 麻黄 防风各六钱 木香 人参各四分

如热渴，呕吐，胁痛，用小柴胡汤；大渴者，用栝蒌根汤；身重汗出，用防己黄芪汤。

热 病 门

其症，因冬月伤寒，伏藏在内，至夏至后而发，为不即病之伤寒也，只宜寒凉之剂，解其内外之烦毒。

热病，身热，不恶寒，用小柴胡汤加川芎，渴加天花粉、葛根、麦门冬、黄连，大便结加大黄，小便不利加知母。

热病，昼夜不睡，用退热宁神汤。

柴胡二钱 黄芩一钱 黄连一钱 甘草六分 山栀 人参 酸枣仁 麦门冬 茯神各一钱

身热，自汗不已，用黄芪六一汤。

黄芪六钱 甘草一钱

热甚脉绝，用生脉散

人参　麦门冬　五味

身热发斑，用人参化毒汤斑黑者危。

石膏五钱　知母二钱　人参　甘草各一钱

或用葛根橘皮汤

葛根一钱二分　橘皮　知母　黄芩　麻黄各一钱　甘草　杏仁各五分

内 伤 门

前辈云：内伤之证，缘饮食失节，劳役过度，乃伤脾胃，脾胃既伤，而元气耗损矣。据此论，则内伤之证，止于脾胃伤乎味，古人内字，则知所伤。凡伤脏腑，血气、筋脉、肌肉皆伤也，久视劳心而血伤，久卧劳肺而气伤，久坐劳肉而脾伤，久立劳骨而肾伤，久行劳肝而筋伤，独不谓之内伤乎？其内外伤辨，东垣先生论中详矣。

补中益气汤

治劳役过度、身热自汗、口不知味、气口脉大于人迎。

黄芪　甘草　人参　归身　橘皮　升麻　柴胡　白术

古方多有可用，不能尽刊。

医学钩玄卷之四终

卷 之 五

癞 风 门

癞风之证，起于下部，血气未调，外又为风湿所袭，乃致阴囊湿汗作痒，流注四肢生疮，俗名肾脏风是也。用蛇床子一味，煎汤淋洗之，若痒不可忍，用姜汁入香油二三滴，搅匀涂之。

颠扑坠门

仆踣①不知曰颠，两下相打曰扑，从高坠下曰坠。而折伤筋骨，闪挫气血，俱令人腰胁心腹疼痛，憎寒壮热。若有恶血留聚，当驱逐之，加以顺气之剂。若瘀血逆上，令人恶心，宜为驱逐，不可妄补。若因颠扑坠仆，致损脏腑里膜者，不治。苏木活血，黄连降火，白术和中，在下则下，在上宜饮韭汁，见水寒则凝，一丝入心，不可治矣，丹溪要法也。

---

① 踣：音伯，跌倒意。《吕氏春秋·行论》"将欲踣之，必高举之"。

因而恶血流胁，痛不可忍，用

柴胡　天花粉　当归　红花　甘草　大黄　川山甲
桃仁

又方名鸡鸣散杖伤者宜服，加苏木归须桃仁红花

大黄一两　杏仁廿一粒

酒煎量人虚实服之。

又方黑神散

黑豆炒，一合　当归　肉桂　干姜炮　甘草炙　芍药
炒　蒲黄炒

末之，童便酒调服。

又方当归须散并治杖疮、心腹胀满者

归须　红花　桃仁　甘草　赤芍　乌药　香附　苏
木　官桂

童便酒煎。

又方用冬瓜皮、阿胶等分，炒干为末，调酒服。

折伤筋骨者，用活血接骨散。

羌活　独活　川芎　防风　当归　官桂　荆芥　赤
芍　苏木　白芷　乳香　没药

挫闪腰胁，气滞不行，作疼，用通气汤。

小茴香　川山甲　橘皮　甘草　玄胡索

末之，酒调服。

杖疮，用大黄、黄柏，末之敷。或生苧麻根，同盐
捣敷。或木耳浸烂，捣碎敷。不破者，以韭葱头捣碎，
炒热，贴冷则易。

因而致伤，外肾肿疼，小便出血或不通，五苓和通

气汤服之。因而致衄，或吐血者，浓煎苏木汤，调黑神散服之。有人服此药不效，乃用白芍、赤芍、威灵仙、乳香、没药，等分为末，酒调服，随即痛减。

金 疮 门

金疮，乃金箭镞所伤也，急以药封固，但风入内，为破伤风，不可治矣。通用童便，取其能调和血气，不致攻入脏腑也。

刀伤，血不止，一味白芍药为末，酒调服，即以散渗伤处。或血出不透，致恶血壅滞，伤处赤肿，或攻四肢头面，并用鸡鸣散，或煎红花调黑神散。其有血出不止者，用龙骨、乳香，等分研末，窒患处。或用刘寄奴为末，付之。或一味海螵蛸，末敷之。

止血定肌散

当归 海螵蛸 龙骨 乳香 血竭

等分为末，干敷伤处。

脱 肛 门 附肛门痛、肛门痒

脱肛之证，其原不一，古人云：人者为实，出者为虚，以虚字尽脱肛之症，是矣。丹溪云：有血虚、血热者，有气虚、气热者，若曰虚则寒，寒则内气馁而不收，恐不尽然也，且如下血脱肛者，属血虚下痢，与劳倦房欲脱肛者，属气虚，其先未有不自热而得之者。肛门为大肠之候，而肺与大肠相表里，肺蕴热而不散，热因虚而下也，是以酒色过度者，皆有此症也。

气热者，用黄芩六两、升麻一两，末丸服。

其症脱肛，红肿者是也。

气虚者，用参、芪、芎、归、升麻，或加白术、诃子、黄芩，其症多于劳倦房欲者是也。

血热者，以四物加黄柏。

其症多于好酒便血者是也。

血虚，用四物汤。

其症下血过多，面色痿黄者是也。

如下痢后脱肛，当从血气两虚兼治之，如有热不止者，减参、芪为妙，略加粟壳、诃子收之。

文蛤为末，托而上之，再用莲房壳、荆芥、枳壳、槐花、黄柏、防风、独活，煎汤洗之，或木贼草烧灰存性，末掺上。

肛门肿痛，用木鳖子去壳取肉，四五枚，研如泥，入木盆中，以滚汤冲动洗了，另用少许涂患处。

肛门肿痒，杏仁捣作膏敷。

脱 阳 门

脱阳，谓阳气尽脱去也，阳气脱去，阴不固守，而随亦脱去矣。或因大吐大泻，或房欲过度，致使大耗真元，四肢逆冷，不省人事，不急救之，遂至不治。伤寒瘥后，色欲早行，亦有此症。先以葱白三七根，研细，酒煎灌下，次用附子回阳汤。

附子一枚　白术　干姜各半两　人参一两　木香三钱

煎服。

如丈夫交接过度，在妇人身上，真气大脱，人事不省，俱勿放开，须女子抱住，用气嘘入，气还自省，若就放开，必死难救，至慎至慎！

斑疹瘾疹发丹门

昔人谓：浮小有头粒，随出即没而又出者，曰疹，有色点无头粒者，曰斑，隐隐然在皮肤之间，发则多痒不仁，曰瘾疹，发于皮肤，色赤如云焰燉起者，曰赤丹，有发而色白者，曰白丹。戴复庵乃云：发丹之症，即谓之斑疹。恐不以为然也，余则以为，斑者，风与热感之深者也，疹者，风与热感之浅者也，瘾疹者，脾热甚而肺火则微者也，赤丹者，肺火独盛者也，白丹者，风入于肺，肺热未盛，特因风邪所发者也，要之，皆风热挟痰而作，总属在肺。丹溪曰丹疹者，即复庵所谓发丹也。丹溪以为肺，而复庵以为脾家之风，以脾主肌肉，以藿香正气散为治脾之药，用之不知，以为是与否也，从四肢入腹者死。

消风散总治风热

荆芥　甘草　僵蚕　蝉蜕　人参　茯苓　防风　川

136

芎　藿香　羌活　陈皮　厚朴

一方用土朱①，酒调服，以脾主肌肉，土能入脾故也。

痒　门

经云：诸痛为实，诸痒为虚，疥癞作痒，当求之疮疡门。此所谓痒者，或属血虚，或属脾虚，皮肤忽然燥痒也。血虚易感风邪，宜四物汤加防风，或以四物汤调消风散服_{丹溪云：身上虚痒，血不荣肌腠也，四物加黄芩调浮萍末服}

妇人月水来时，为风所吹，或产褥中食动风之物，乃致遍身瘙痒，或头面痒如虫行，并宜四物调消风散。

遍身痒，用凌霄花一钱，末之，酒调服。

脾虚作痒，脾主一身之肌肉。虚则作痒，宜实脾为先，用

人参　白术　茯苓　半夏　橘红　藿香　厚朴　川芎　当归

姜、枣煎服。

吾乡先辈，壮年官御史，以势逐僧，而据其寺为园，有金塑三世佛，令人削金镕锭，后染皮肤瘙痒之症，痒极，虽搔至血出，不知也。是虽其致病由于脾虚，而乡人咸谓佛力相报。御史君终以痒病卒，卒后，

---

① 土朱：即代赭石之古籍别名，典见《纲目》。

137

子不能守其园，复为有计者取之，嗟哉！御史君之徒然用势也。

头 痛 门

头痛之证不一，因气、因痰、因虚及外感四气，或为酒食所伤，或因作劳过度，皆足以致。然谓之痛，总是郁而不通之故也。痛甚者火多故也。

风寒头痛，凡恶风寒而痛者是也，各经自有主药，备《纂要》中。

肥人多主湿痰，以苍术、半夏为主，或芎星散或导痰汤。

瘦人多主火炎上，以酒制黄芩、防风，兼风者加蔓荆子、台芎、薄荷为主。

气虚，其痛在上午，甚或自汗气短者是也，以参、芪为主，兼痰作晕者，白术、半夏、天麻。

血虚，其痛在下午甚者是也，以芎、归为主。

顶巅痛，属风，以藁本为主。

偏头疼，左右分气血。

壮实人，热痛甚，大便结燥，大承气汤。

头痛连眼，乃风热上攻，以白芷消风散开之。

头面发起疙瘩，肿痛，憎寒壮热，头痛，用升麻荷叶汤。

升麻　荷叶　葛根　苍术　白芍各二钱　甘草三分

劳役或房欲过度，头痛，用

川芎　细辛　黄芪　人参　升麻　柴胡　茯苓　橘
红　甘草

风热上攻，头痛，用

薄荷　荆芥　川芎　羌活　防风　白芷　甘草　细
辛　芽茶

煎服。

风痰头痛，眼泪不止，或偏或正前方加半夏、前胡、甘、
菊。

中酒头痛，用半夏茯苓汤，加干葛七分。

怒气上冲于脑，致巅痛者，宜苏子降气汤。

头眩晕门

眩晕之证，言其眼目卒然昏花，如屋旋转，如立舟
船之上，起则欲倒，其证不一。丹溪谓其痰在上、火在
下，火炎上而动其痰也，然未详悉其致病之因耳。丹溪
立头眩一条，又立眩晕一条，未知何意，岂眩者未必晕
乎？尝考之眩者，言其黑，晕者，言其转晕，则重于眩
耶。

因风眩晕，脉浮，有汗者是也，用川芎茶调散，兼
痰者，青州白丸子。

因寒眩晕脉紧体疼者是也，用理中汤。

因湿眩晕脉细体觉重者是也，用芎术汤。

因暑眩晕脉虚烦闷者是也，用十味香薷散。

因郁眩晕郁生痰，痰生火，随气上厥也，用

木香　白术　半曲　橘红　黄芩　茯苓　甘草　砂仁

因气虚眩晕淫欲过度，自汗懒倦者是也，用补中益气汤。

血虚眩晕吐衄崩漏，下午发热者是也

川芎　当归　熟地　羌活　秦艽　芍药　防风

湿痰眩晕呕吐身重者是也二陈加天麻、羌活。

房劳眩晕，用十全大补汤

眩晕，喜热，手按之而定，乃阳虚也，用附子理中或十全大补。

左手，脉数多热，脉涩有死血。

右手，脉实痰积，脉大火病。

气实眩晕，大黄酒浸，炒三次，为末，茶调服。

头　重

头重之证，乃病者觉头重如山，其因系湿在上也，用麻黄、羌活、连翘、红豆为末，搐鼻。

头风门附颈痛、烂头风、痒头屑三款

头风之证，风着于头，不觉痛者，曰头风也。眩晕者多，然不可谓其无痛，而不以为风，切宜详审，未宜遽作虚治，若投补剂，则愈甚矣。凡病头风者，初非别病，后卒然得此者，是风晕也。

头风发动，项后两筋紧，吊起作痛，须审其挟寒、挟虚，寒则温中带散风之剂，虚则补中带散风之剂。头

140

风，以热手按而定者，此寒也，宜用热药，有挟热而不胜热剂者，宜消散。

偏正头风，痛连及脑，发则目不可开，眩晕，头不能擅，宜芎辛汤。

左属风，荆芥、薄荷，属血虚，芎、归、芍药。

右属痰，半夏、南星，属热，酒炒黄芩。

湿痰头风，川芎、南星、苍术，肥人多有此证。

头风方名川芎甘菊散

川芎　半夏曲　柴胡　甘草　菊花　细辛　人参　前胡　防风　薄荷

又方

片芩一两　苍术　防风　羌活各半两　苍耳三钱　细辛二钱

末之，茶调服，或淡姜汤亦可。

颈痛，因头痛牵引者，当治头痛。若别无处痛，独在颈者，非是风邪，即是气挫，脉浮是风，脉沉是气。亦有落枕而成痛者，系气不顺也，宜和顺其气。

一种烂头风，痒兼痛，内服驱风药，外用醋磨铁锈，涂姜汁亦可，揩擦头搔多屑，多主气郁，盖头诸阳之首，郁阳气而不散，乃生搔屑，譬如幽暗之地多生垢也。

眉骨痛门

骨有二，眶骨、棱骨，丹溪不分，总云眉骨，谓其风热与痰所致也，而戴复庵分为二证，一属肝虚，一属痰，与风不相涉。恐属风于理近也，盖风从上受，而眼眶属肝部，临证须兼治之为是。

牙 齿 门

牙齿者，骨之余，肾之标也。上牙属胃，恶寒而喜热，下牙属大肠，喜寒而恶热。其证有风毒、热壅、虫蛀、肾虚、恶寒恶热。有脾胃中有风邪，但觉风而作痛，有痛而臭秽不可近，有动摇齿龈肿起者。

风牙牙龈肿者是也，用皂角寸节，实之，以盐火煨熟，汤泡，通口漱，吐出，再用

川芎　生地　独活　羌活　防风　细辛　荆芥　薄荷

煎服。

热牙齿龈肿，齿缝有红肉努出者是也，用

防风　白芷　蜂房　荆芥

煎漱。

再用消风散煎服，或用金沸草散，去麻黄，加薄荷，煎。

肾虚牙疼，六味丸满口牙如欲落，增恶①、壮热、浮而痛者是也。

虫蛀，用巴豆一粒，烂研，搓乳香末丸之，塞蛀孔

---

① 增恶：恐为"憎寒"之误。

中。如虫已出，其孔空虚而痛，用乳香少许，火炙令软，以实之。

牙血，用竹茹二两，醋煮，含之，风用消风散，肾虚四物汤。

牙浮，满口非痒非痛，不能嚼物，用地骨皮煎汤漱，空心，以羊腰一对，切片，葱椒簇藜末，固元散二钱，掺腰内，以荷叶包，煨熟食之。

牙出脓血，用

藁本　防风　升麻　细辛　白芷　甘草节　当归
槐花　川芎　独活

温漱之无妨。

齿间肉壅，口不能开，水浆难入，用朴硝掺入肉上，取牙不犯手。

草乌　荜茇　川椒　细辛

等分，为末，少许揩患牙处，其牙自落，名代刀散。

牙疼面肿
川芎　白芷　细辛

为末，擦牙痛处，良久有涎吐出。

咽喉痛门

咽以纳气，喉以纳食，咽病属心火，喉病属相火，心火神火也，相火龙火也，神火焚木，其势缓，龙火焚木，其势急，喉痹之症，急速可知矣。心主脉，其脉络于咽喉，热结正络，故痛且速。或因烦劳火盛，或因多食炙煿辛辣，致风痰在胸膈，而乃致咽喉之症，其疮生于上腭，曰喉痛，只名单蛾，左右名双蛾，生于下腭，食不能下，肿大麻痒，名曰缠喉风，有走马喉痹，其危甚速，犯此喉咽急症，爪甲青紫者，难治，其有虚火上升，宜滋阴为急也。

风痰上结，用甘桔汤。

缠喉又方

鸭嘴胆矾二钱，白蚕五钱，末之，吹患处。

缠喉风

焰硝三钱　硇砂一钱　龙脑三钱　白蚕五分

末之，用五分吹入喉中，用升麻煎汤灌下，口不入，从鼻中灌之，俟其吐，病退矣。

走马喉痹，用巴豆绵裹，左塞左鼻，右塞右鼻，或两边俱疼，两边俱塞。

喉病气闭，药不能下，命在顷刻，以巴豆油润纸，燃于火上，才起烟就吹灭，令病者开口，看真喉间肿处，刺出恶血，先用甘草煎汤漱口，方与粥吃。

单双蛾用

玄参　升麻　大黄各一钱　犀角　甘草五分

煎服。

又方僵蚕一两，大黄二两，姜汁为丸，井水调下。

上清丸，通治咽喉之疾。

薄荷　川芎　防风　桔梗　砂仁　甘草

去砂仁，加玄参亦可，末之，蜜丸。

喉中急症，药不能下者，用巴豆一粒，雄黄研末五分，用酒瓶装灰，至瓶嘴下装火，一炷焚药，候烟，将瓶嘴一边中，以纸覆瓶口，薰之，或用盛灯盏内油，呷三五口。

又方用缩砂壳，烧灰研末，水调服。

咽喉疼，服冷剂反甚者，宜用姜汁。

口　病　门

脾开窍于口，五味所入，或脾气凝滞，或风热伤脾，或腑脏臊腐，蕴蓄于胸，冲发于口，于是口病生矣。

心脾发热，口干烦渴，用

生地　天冬　麦冬各一钱　升麻　川芎各五分　甘草八分　玄参

煎服。

口内白糜，用

薄荷　荆芥　山栀　生地　木通　甘草　竹叶　桔梗　连翘　黄芩

煎服。或用黄柏、白僵蚕，末，掺疮上，吐涎出。

口臭

丁香三钱　芎劳二钱　白芷五分　甘草一钱

末之，蜜丸如弹，绵裹，噙化。

口疮，虚火泛上无制，用

天冬　麦冬　玄参

末之，蜜丸，噙化。或用萝卜汁漱之，或用半夏末，醋调，贴脚心，或用巴豆贴头心。

口苦，胆热也。

龙胆　黄连　人参　天冬　知母　黄芩　柴胡　山栀

煎服。

口甜，脾热也。

藿香　山栀　甘草　防风　石膏　煎

肺热口臭

地骨　桑皮　山栀　马兜铃

末之，甘草膏和丸，如芡大，服一丸，噙化。

多食口臭

升麻　青皮　黄芩　黄连　甘草

末之，水丸，噙化或汤下。

心气不足，口臭。

益智去皮　甘草等分

末之，时舐咽下，或汤调服。

舌 病 门

五味入口，而知五味者，舌也，舌为心之窍故也，

146

惟舌能知五味，舌病则不知味矣，治法多同于口病。

舌上肿硬，百草霜、盐，等分研细，井花水调敷。

舌肿出血，海螵蛸、蒲黄研细，井水调敷。

重舌，皂角刺、煅朴硝少许，研匀，掺舌上，涎吐出，肿自消。

又方五灵脂一两，去砂研末，醋煎，漱口即安。

舌上白苔，薄荷取汁，白蜜等分，煎服，外用朱砂、玄明粉、雄黄、硼砂、脑麝敷之。

木舌热肿，满口不能转动者是也，用半夏醋煎，漱吐出。

又用

马牙硝　寒水石　大黄　甘草

末之，蜜丸，嚼化。

又方

玄参　升麻　大黄　犀角

甘草煎服。或用百草霜敷。

舌肿，吐出尺许，用冰脑点上，即缩入，或用蓖麻子，研细取油，涂纸，烧薰舌。或用巴豆，去油取霜，纸卷，纳鼻中。

舌衄

人参　蒲黄　门冬　当归　生地

甘草煎服。或黄柏蜜炙，末之，米饮调下，或蒲黄末掺之。

舌疮，兼治口疮。

前胡　黄柏　黄连　玄参　密陀僧

末之，点患处。

唇病 附口吻

环唇皆属脾也，脾无恙，则唇润而不燥矣。

唇焦不润泽，用

生地　天冬　麦冬　黄芪　升麻　川芎　白术　甘草　细辛

煎膏服。

冬月唇干血坼，用桃仁捣烂，以猪脂调涂。

紧唇，橄榄灰，猪脂调敷，或以皂荚末，水调敷。

茧唇，唇上如蚕茧者是也。

黄柏　五倍　密陀僧　甘草

末，水调敷。或只一味黄柏，火炙三五次，切片贴上。

唇疮，鲤鱼血磨墨，涂。或以鱼胆和墨，涂，再用

玄参　桔梗各一两　人参五钱　茯苓一两半　马牙硝风化　青黛各一两　麝香一匙　甘草七钱半焙

上为末，蜜丸，以金箔为衣，薄荷汤下，如口臭，生地煎汤下。

口吻疮

槟榔烧存性　轻粉少许

饭甑上汗，调敷。

眼 门

眼为五脏之精华，其病眼之由不一，或七情之气郁结不散，或多食辛辣炙煿，饮酒过量，房劳无节，极目远视，数看日月，频视星火，夜读细字，月下观书，抄写多年，雕镂细作，博弈不休，久处烟火，泣泪过多，或失血过多，皆为目病。治法当辨风热与气，或虚或实，或表或里，可也。有因茹素，致目少光，或成雀目，盖食能生精，古人以理脾为治眼之本，有由然也。

肝经风热，多泪，隐涩，障翳，用明目流气散。

大黄蒸　牛蒡子　川芎　甘菊　防风　山栀　白蒺藜　黄芩　荆芥　木贼　细辛　草决明　玄参　蔓荆　甘草

倒睫拳毛，用防风饮子。

防风　干葛　蔓荆　细辛　当归　甘草　黄连　人参

劳役，饮食不节，致生肉障，用蔓荆子汤。

蔓荆　白芍　人参　黄芪　甘草　黄柏

白睛红，不疼不痒，惟隐涩昏花，用助阳和血汤。

防风　黄芪　蔓荆　归身　甘草　白芷　升麻　柴胡　煎服

眼中白翳，用当归龙胆汤。

防风　石膏　黄连　黄柏　黄芩　甘草　柴胡　羌活　五味　升麻　黄芪　归身　龙胆草　白芍

眉攒肿、鼻流涕，用明目细辛汤。

防风　荆芥　羌活　细辛　茯苓　蔓荆　当归　藁本　红花

目眶赤烂，消风解热饮。

目少精光，视物无力，羞明畏日，目中如火，用黄芪汤。

蔓荆　桔梗　白芍　人参　生地　黄芪　升麻

雀目，用煮肝散。

夜明砂　青蛤粉　谷精草

等分，为末，每用三钱，将猪肝一片，批开，糁药在内，摊匀，以麻札定，米泔半碗，煮肝熟，取出肝，将汁倾碗内，薰眼，分肝三次吃。

气眼，才怒则疼者是也，用复元通气散，酒调服。

赤眼，有气毒，有热毒，有风毒，气则肿胜，热则烂胜，风则泪胜。无非血壅于肝，盖肝开窍于目，所主者血也，并宜服消风散。若赤眼久不愈，用诸药不效，早起用苏子降气汤，睡则用消风散，日中以酒调黑神散，此戴复庵法也。又云：凡眼，用四物汤，或加熟大黄，尤妙！

鼻 病 门

鼻者，肺之窍，胃、肺二部所属。其鼻窒与嚏痒者，热客于胃也，其齆出涕而衄出血者，热客于肺也。鼻之窒塞，河间主热不主寒，然风冷随气入经，上贯于胸，下注于鼻而窒塞，恐不专主热也。不闻香臭为鼻齆①，邪伏日久生鼻疮。大凡鼻之为病，不过风热而已，盖风冷伤皮毛，皮毛主肺，开窍于鼻，故窒塞作嚏，不可谓非寒也，寒不散，则郁而热生，于是浓涕交，则生热疮矣，复庵谓涕之清者曰寒，涕之浊者曰热，言亦近理。故经曰：鼻热甚出浊涕，又曰：胆移热于脑，则辛頞②鼻渊，言出浊涕也。其视日而作嚏者，日以太阳之气耀目，心神躁乱，热发而作嚏也。若伤寒作嚏，由大热已退，而病觉愈矣。

风热伤肺，鼻塞清涕，用上清散。

薄荷　荆芥　防风　山栀　连翘　甘草　黄芩　桔梗

脑热，鼻流浊涕，用防风散。

防风　黄芩　人参　甘草　川芎　麦冬

又方

辛夷仁　苍耳子　白芷　薄荷叶

末之，茶调下。

鼻痛，用白芷散。

白芷　杏仁　细辛　全蝎

末之，油调敷。

酒齄鼻，栀子仁为末，黄蜡丸，清茶送下，外以白矾、硫黄、乳香为末，抓动敷之，或以新银杏研敷，或

---

① 齆：音瓮，鼻病也，指鼻道阻塞，发音不清。

② 頞：音饿，鼻梁。

以枇杷叶煎汤，调消风散。然有不因酒而自齄者，胃热也，以枇杷叶煎汤，调消风散服。

鼻齄有息肉，不闻香臭。

通草　细辛　瓜蒂

细末，绵裹如豆，塞鼻。

肺气不和，鼻塞不利，用加减通圣散。

鼠粘子　桔梗　桑皮　紫菀　荆芥　甘草

房劳过伤，不闻香臭。

羊肺　白术　木通　肉苁蓉　川芎　人参　干姜

诸药末之，入肺，煮熟，细均焙为末，每服二钱，米饮送下。

鼻渊脑泻俗名脑漏是也，用生附子为末，煨葱涎，和如泥，夜间涂涌泉穴，穴在脚心中也。

鼻中黄水不止，用神效郁金散。

郁金　川芎　青黛　薄荷　小黄米

等分末之，每用少许，口噙冷水，搐鼻中。

鼻疮，用乌犀丸。

犀角　羚羊角　牛黄　柴胡　朱砂　天冬　贝母
胡黄连　人参　麦冬　知母　黄芩　甘草

末之，蜜丸服。

肺热，鼻干无涕，用

桑白皮　木通　大黄　升麻　石膏　葛根　甘草
煎服。

偶然，食物从鼻中缩入脑中，介介痛，不出，用羊脂如指头大，纳鼻中，以鼻吸取脂入，须臾脂消，物逐

152

脂俱出，牛鸭脂亦可。

或不因伤冷热而多涕，或黄白，或带血，如脑髓状，乃肾虚也，宜补肾。余无别症，而鼻尖独黄者，其人必为淋也，微白者，亡血也，赤者，血热也。

耳门

备详于《医经纂要》矣，其有方不尽书者，附于后。

风热上壅，耳聋，用犀角饮子。

犀角　菖蒲　木通　玄参　赤芍　赤小豆　甘菊甘草

气虚耳聋，用参芪补气汤精少加熟地。

黄芪　人参　茯苓　菖蒲　黄柏　甘草　知母　白术　当归　桔梗　升麻　柴胡

臂痛门附足跟痛

臂痛，为风寒湿所搏，或饮液流入，或因提挈重物，皆致臂痛。肿者属湿，不肿者属风，俱宜乌药顺气汤。在左属风湿者多，在右属痰湿者多。

因痰湿者，用苍术散。

苍术　半夏　南星　白术　黄芩　香附　陈皮　茯苓　威灵仙　甘草

因提挈重物者，用舒筋散。

甘草　姜黄　当归　赤芍　羌活　白术　沉香_{磨汁调}药中

臂软因痰者，用导痰汤_{照前苍术散加桂}。

手气肿痛，或在掌指连臂者，用蠲痹汤。

当归　赤芍　黄芪　姜黄　羌活　甘草　防风　姜枣

乌药顺气散用

麻黄　陈皮　乌药　僵蚕　川芎　白芷　甘草　桔梗　干姜　枳壳

血虚不能养筋，臂痛者，四物汤加黄芪、羌活。

挈重伤筋，臂痛，用

桂枝　姜黄　当归　红花　赤芍　阿胶　人参　茯苓　半夏

乳妇枕儿，臂为风寒所袭，作痛，亦宜于此运用，用凤仙叶捣，贴痛处，亦妙。

足跟痛，有痰，有血热，治用四物加黄柏、知母、牛膝之类。

肩背痛门

肩背痛，是肺病也。肺主气，气郁而致痛。又有风寒汗出，肩背偶然中风，则风热乘肺，亦能致痛。又有劳力过度，气血不充，亦能致痛。又有痰湿流注，亦能致痛。古人云肩背痛，未辨何症，俱宜和气饮，加乌药

154

半钱服，其气不顺作痛，可知矣，按摩一法，亦可治痛，疏导其气故也。

肩背沉重，遍身作疼，下注于足胫，肿痛，当归拈痛汤。

背心一片冷痛，用苏子降气汤。

当归　甘草　前胡　厚朴　肉桂　橘皮　半曲　苏子　杏仁

又方导痰汤

半夏　陈皮　南星　枳实　赤茯苓

与前方各半煎。

因怒气走注，背痛，用

陈皮　半夏　木香　砂仁　枳壳　乌药　甘草　香附

因肾气不循故道，气逆挟背而上，致肩背作痛者，宜和气饮，加茴香半钱。

因体虚弱，或因病后膈痛，走注肩背，此乃元气上逆，当引使归元。不可复投疏导之剂，愈疏愈痛。发汗太过，患此者众，惟宜温补，毋滞气，无补法之句。盖汗者，心之液，阳受气于胸中，汗过多，则心液耗竭，阳气不足，故致病也。

因风寒汗出，肩背致痛，用防风通气汤。

柴胡　升麻　羌活　防风　人参　甘草　藁本　青皮　黄柏　白豆蔻

155

腹痛门

腹痛症，详见《纂粹》，兹特举其要方，书之耳。

腹痛属寒，脉细，小便清白自利者是也，用理中汤。

人参　白术　干姜　甘草

腹痛属气实者，谓形体壮，而饮食所伤，小便不利者是也，用木香槟榔丸。

木香　槟榔　青皮　陈皮　白术　枳实　麦芽

腹痛属血虚者，谓形瘦色苍，而身尝夜热，小便或赤或短者是也，用四物汤加红花、柴胡，芍药倍之。

腹痛属瘀血者，谓因颠扑所伤，遇夜痛甚，腹膨，小便利者是也，用桃仁承气汤。

桃仁　大黄　红花　当归　苏木　桂枝　甘草

腹痛因平素胃弱，而受寒致痛，得热手按之而暂止者是也，用人参养胃汤。

人参　半夏　厚朴　茯苓　陈皮　藿香　木香　草果

腹痛，渴饮汤水，随吐不纳者，乃湿痰积于胃口，小便不利者是也，用五苓散。

腹痛因酒积者，谓多饮酒之人，而湿热之积滞于肠胃，故也，用消醒丸。

木香　茯苓　陈皮　槟榔　三棱　蓬术　香附　苍术　厚朴　葛根各一两　砂仁　甘草各五钱

156

神曲糊为丸。

凡腹痛，俱宜藿香正气散，调苏合香丸。

心 痛 门

心为君主之官，伤之立死者也。其伤于心者，其痛甚，手足青至节者是也，夕发旦死，药不能疗。今之心痛，而药可治者，皆心胞痛也，盖心有胞，谓包裹此心之物也。其胃脘当心痛者，谓胃口痛也，非心胞，亦非心也。今之人，或气，或饮食，或痰，或寒，或郁，皆足以致痛，而动辄名为心痛，不可不辨也，其详见于《纂粹》帙中。

胃脘痛，以物按之即止者，属虚也，用

陈皮　白术　人参　半夏　甘草　茯苓　山栀　干姜

胃脘痛，按之痛不止者，属实也，用和中汤。

砂仁　半夏　茯苓　神曲　香附　青皮　甘草

胃脘因七情所伤，刺痛。

陈皮　半夏　茯苓　甘草　厚朴　人参　白芍　苏子　官桂

思虑伤心，似痛非痛，用妙香散。

麝香　人参　木香　茯苓　茯神　黄芪　桔梗　山药　远志　辰砂

为末，每以酒调下二钱。

心脾作痛，大小便不通，以二陈加木香、槟榔。

157

因蛔作痛，其证面生白癜，唇红能食，恶吐欲吐者是也，用乌梅丸。

乌梅　黄柏　细辛　官桂　黑附　人参　川椒　当归　干姜

川椒十数粒，煎汤下。

因冷作痛，宜苏合香丸，用藿香正气散调服，若服温药不效，其痛愈甚，宜微利其大便，又当量虚实进之。

胁痛门

诸胁痛，各有所感，如外邪感在少阳经，宜和解之；如怒气伤肝者，宜温舒之；如死血凝滞者，宜行气破血；如痰饮流注者，宜顺气消痰；如有食积者，必有一条红起见于胁下；如痛而吐血者，此热伤肝也；若冷气作痛与颠扑损伤闪挫者，宜和气饮及乌药顺气散，或浓煎葱白下枳壳散。其痛在左，为肝经受邪，宜用川芎、枳壳、甘草，其痛在右，为肝经移病于肺，片姜黄、枳壳、甘草。如停饮伏痰，或一边痛，宜严氏导痰汤。果系寒气作痛，定用枳实理中汤，古人以此方治腹中诸般冷痛，有验。

左右胁痛，身热，用柴胡枳芎汤左甚加青皮，气逆加乌药。

柴胡　黄芩　人参　白芍　半夏　川芎　枳壳　甘草　生姜

158

胆气盛作痛，口苦咽干，姜汁下龙荟丸，或用和胆汤。

生地　半夏　酸枣仁　茯苓　黄芩　远志　甘草

胁痛，大便秘，脉实，用木香槟榔丸。

木香　青皮　陈皮　枳壳　槟榔　黄柏　大黄　香附　牵牛头末

闪挫颠扑伤肝，胁痛，用当归须散。

归须　红花　桃仁　甘草　赤芍　乌药　香附　苏木　官桂　牛膝　独活　乳香

酒水煎服。

多怒胁痛，用小柴胡汤加芎、芍、青皮，煎，下龙荟丸。

胁痛，阴虚发热，用小柴胡合四物，再加龙胆、青皮、黄柏、知母。

胁痛吐血，用小柴胡汤加芎、归、地黄。

瘦人胁痛，寒热，用退热补气汤。

人参　黄芪　柴胡　黄芩　青皮　木香　川芎

胁下死血，痛夜间痛甚者是也，小柴胡汤加赤芍、桃仁、红花、川芎，去黄芩。

胁痛，元气虚弱，用补中益气汤，加白芍、龙胆、青皮、枳壳、香附、川芎。

痰注胁痛，肥人多有之也，用二陈汤加白芥、川芎、枳实。

胁痛呕吐，乃木走土中，风邪绊于脾胃之间也，用二陈加天麻、白芍、枳壳、香附、砂仁。

背项痛门

项属太阳经，或风寒触之则痛，经曰：项似拔，乃伤寒太阳经也，宜温散之。有热客太阳作痛，治以二陈加黄芩、羌活、红花服之。其有湿痰攻走肩背，作痛，宜吐之，痛则止矣。

腰 痛 门

风寒暑湿，皆可致腰痛，不但房欲大过也。

属风腰痛其脉沉弦而浮者是也，用独活寄生汤。

独活　杜仲　牛膝　茯苓　防风　桑寄生　熟地
川芎　人参　当归　细辛　桂心　秦艽　芍药　甘草

属寒腰痛以热物按之而痛定，见寒则增，脉沉弦而紧者是也，用摩腰膏。

属暑腰痛脉沉弦而虚，烦燥者是也，清暑为上。

属湿腰痛沉弦濡重，因露卧湿地，沉重如山，如坐水中者是也，用

苍术　黄柏　柴胡　防风　杜仲　川芎　肉桂　防己

属虚腰痛脉大痛之不已者是也，用

杜仲　黄柏　知母　枸杞　五味　补骨脂　猪脊髓
丸药。

属痰腰痛脉滑与伏者是也，二陈加南星，佐以快气之

160

药，使痰随气运，痛自止矣。

闪挫颠扑腰痛，用当归承气汤下之，若因劳役负重而得，宜和气饮。

足 跟 痛 门

足跟痛，有湿痰，有血热。血热者，用四物加黄柏、知母、牛膝之类，湿痰者，用二陈加防风、防己、牛膝之类。

膈 痛 门

膈痛与心痛不同，心痛则在岐骨陷处，本非心痛，乃心支别络，为心胞痛耳，膈痛则痛积满胸间，比之心痛为轻，多因积冷，与痰气而成者也。

五膈宽中散、四七汤，俱可治膈痛。

苏子降气汤内去前胡，加木香，治膈痛，气上作喘者。

半夏茯苓汤加枳实，治膈痛，痰涎壅盛者。

膈痛，攻走腰背，发厥，药食不纳，宜吐其痰，痰出而痛自止。

医学钩玄卷之五终

卷之六

诸 血 门

诸失血，而身热甚者，难治。痰盛身热者，犹待调理。止病失血而无痰，身热，必死也。

鼻 衄 门

鼻通于脑，血因火逆上，溢于脑，血从鼻而出，大抵与吐血同，凉血行血，散气退热为主。或以蒲黄炒末，研细吹入；或以麻油或萝卜汁滴入；或以龙骨为末，煨熟葱白，塞鼻中；或百草霜亦可；或以水喷面；或韭汁服之；或以山栀子烧存性，末之，吹鼻中；或用茅花煎服。

头风衄，久患头风，致鼻中出血，或头痛才发，衄血不止。宜散风顺气之剂，芎、附等辈是也。

虚衄，因虚而致鼻中出血，犀角地黄汤加当归、人参。

湿衄，伤湿而鼻中出血，以除湿为重，或用薏苡仁五两，水三升，煎一升，分作三服，服之。

162

酒食衄，因酒过多及食热物，乃致鼻中出血，理中汤去干姜，用干葛。

折伤衄，因颠扑损伤致鼻中出血，不宜用寒凉，宜顺气调血之剂。

五蹴衄，喜怒忧思诸气，皆能生火，足以动血，以此致鼻中出血，宜解郁顺气凉血之剂，苏子降气汤亦得。

膈热衄，上膈热极而鼻血出，黄芩芍药汤加茅花，虚者，茯苓补心，或犀角地黄汤。

洗面衄，洗面而鼻血出，日以为常，此即水不通，借路之意，宜犀角地黄汤，茅花根煎服亦宜。

暑衄，感冒暑气而鼻血出，茅花煎汤调五苓散，兼治伏暑吐血。

惊衄，脾移热于肝故也。

舌 衄 门

舌上无故出血，如线是也，用槐花炒研末，干糁之，或煎麦门冬汤，桔梗、远志、辰砂、甘草末服。

肌 衄 门

血从毛孔而出是也，此病多主肺热，肺主皮毛者也，肺热则血随热妄出，以男胎发烧灰敷之。

齿衄门

血从齿缝中出是也，又名牙宣。证有二，属风壅，属肾虚。风壅以消风药为末，擦之升麻、防风等辈是也，肾虚者，盖肾主骨，牙者骨之余，虚而上炎，宜服清凉之剂黄柏、知母等辈是也，仍用姜、盐炒香附，黑色为末揩擦。

吐血门

吐血者，火载血上，错经妄行，留聚膈间，满而则吐，谓吐出全是血者是也。

先吐血后吐痰，是阴虚火逆痰上，四物加痰药。

先痰嗽后见血，是痰积热降，治痰火为急。

忧郁吐血，乃失志伤肾，必求得意，病乃可愈。

上膈热壅吐血，四物加荆芥、阿胶，更不止于本方，加大黄、滑石，然必视病者，气实方宜用也，阴虚火盛者忌之。

饮酒伤胃吐血，葛花解醒汤加川芎、扁豆。

打损吐血，宜先进苏合香丸，或桃仁承气汤，童便甚宜。

因饱屈身伤肺吐血，用白及末，童便调服，或煎阿胶汤调服。

劳力太过吐血，苏子降气汤加人参二钱五分。

吐血发渴，病名血竭，十全大补汤，量胃气虚实用之，有时或吐血一二口，随即无事，数日又发，经年累月不愈者，用熟地、当归、甘草、芍药、蒲黄，末之，酒调三钱，入童便尤妙。或用郁金为末，童便、好酒调服，凡吐衄者皆宜。

吐血挟痰，只补阴降火，用血药则痰泥不行，盖吐血火病也，治火则火去热除，而血自止矣。

暴怒吐血，一两碗吐出，为好怒则气逆，甚则呕血也。人有无怒吐血，而遂以为胃口之血，吐出不妨，此不通之论。惟痰涎带血，此乃胃口之血，因热而出，重者山栀，轻者蓝实治之。

治吐血，用童便调香附末或白及末，或童便调侧柏叶汁和温饮，或山茶花末入童便调服，或用十灰散。

大苏　小苏　柏叶　荷叶　茅根　茜根　大黄　山栀　丹皮　棕榈皮

等分，烧灰存性，藕汁和金墨，调服。

咯血门

血在咽下，咯不能出，甚咯则出，不假于嗽者是也。此因肺燥血热之故，四物加地黄膏二两，或用天门冬、甘草、杏仁、贝母、茯苓、阿胶为丸，名天门冬丸。或用生姜一片，四面蘸百草霜，含咽，或用滋血润喉汤。

天门冬　熟地　麦冬　当归　知母　青黛　山栀　牛膝　片芩　贝母　桔梗

165

嗽血门

非吐非咯，因嗽而出血者是也。热壅于肺之故，久嗽损肺之故。夫壅于肺者易治，不过凉之而已，损于肺者难治。盖嗽久血竭，而痨瘵成矣。肺损之证，喘息有音，便是肺家之病。

热嗽有血，宜金沸草、荆芥、赤芍药、前胡、知、贝母等类。

劳嗽有血，宜补肺阿胶、白及等辈。

嗽血气喘，补脾药内加阿胶、杏仁、桑白。

嗽血肺损，以薏仁研末，用猪肺白蘸食之。

小便血门

有痛而溺血者，有不痛而溺血者，痛者为血淋，而不痛者为尿血也，皆属热。

不痛尿血，实者可下，宜当归承气，后以四物加炒山栀，虚者以四物加牛膝膏虚者素病于色，十居八九。

小便自清，后有数点血者，五苓散加赤芍药从湿治也。

淋血一证，须看血色分冷热，色鲜者，心小肠实热，色瘀者，肾膀胱虚冷。实热用小蓟，虚冷当补肾精，兼利小便，不可独泻。凡淋不宜发汗，汗之必便血，便血不止，用柿一个，烧灰存性，米饮调下。

玉茎肿门

玉茎肿，前阴肿是也。其证不一，有通身水气，癫胫俱肿者，此属水肿，以治水之法治之；其有肾风抓搔，过伤以致肿痛，以治疮毒之法治之；有妒精蚀疮肿毒，以干疮之药治之，此缘妒精蕴结，毒气未散，而成肿痛也；有服金石秘涩之药，精气壅遏，不能宣扬，或试紧炉之方，取一时之快，热毒内蕴，俱能为肿；有血气凝滞阴癫间，窍道闭塞，致使茎肿；或缘忍溺，致气结不行而成肿。凡此诸症，并宜以灯心汤调五苓散服之，以荆芥、木通煎汤淋洗之。

小便淋门

小便滴沥涩痛者，曰淋，淋有五，血、石、气、膏、劳是也。

血淋，溺中有血证治见前。

石淋，溺中有砂石之状，其溺于盆也，有声，乃是精气结成者也，故曰，败精结者为砂，败精散者为膏。

气淋，气郁所致，小便涩，常有余沥。小腹有若膀胱气之状，宜木香流气饮。

膏淋，溺与精混出，或沉在溺下如糊状，或浮在溺上如脂膏状，或色如米泔，便中有鼻涕之状。

劳淋，病在多色，下元虚惫，或劳心过度，或心肾不交，津道闭塞，或出汗太过，或失血太多，俱成劳淋之证。

古人治淋，有谓之尽属热者，以解热、利小便为主，须分血气，中冷热，分冷热中，俱宜施以调气之剂，盖论津道之逆顺，皆一气之通塞为之也，然能兼以益血，更为有理。盖小便者，血之余也，血益则滋腴下润，自然流通矣。愚谓尽属于热，言似近理，然多有下元虚冷而患淋者，亦不能尽谓之无冷者也，须以渴与不渴别之，或为冷，或为热，较然明矣虚冷患淋，以盐实脐中，就盐上灼艾十来壮，宜鹿茸丸、附子八味丸等辈。

老人气虚作淋，八物汤中加牛膝膏半盏。

死血作淋，一味牛膝膏。

痰热，隔滞中焦，作淋，用玄明粉调汤下。

淋闭血，药不效者，黄柏、焙牡蛎煅之，食前调小茴香汤服。

治淋，以五苓散加车前末。

小便艰涩，不痛而痒，乃属虚也，宜鹿茸丸、八味丸。

思虑过多，小便淋涩，用

辰砂三钱　人参五两　茯苓一两　茯神一两　黄芪一两
远志一两　山药一两　甘草一两　麝香一钱　桔梗

末之，白汤下二钱。

小便赤涩门

小便赤涩，茎中不作痛者，暑月多有此证，宜五苓散。虚劳汗多而赤涩，不宜过用利药，竭其肾水，惟当滋肾润肺可也。诸失精血，及患痈毒，或小便赤涩，亦是枯竭不润之故，皆不宜过服利小便之剂，谨之，慎之。

小便多门

小便多者，乃下元虚冷，肾不摄水，以致渗泄也，宜菟丝子丸，或鹿茸丸、八味丸。

从早至午前，去小便四、五次，乃脾肾泄也，肾虚所致。或有小便，常急遍数，虽多而所出常少，放了复急，不涩痛。或有小便毕，将谓已尽，忽再出些少。皆因忍尿，或忍尿入房，宜五苓散减泽泻，加阿胶、五味。

有喜极伤心，致小便多，日夜无度者，宜辰砂妙香散，盖心与小肠为表里也。

小便不禁门

小便不约为遗，曰不禁者，遗失是也，属虚者多，古书云：实则失气，虚则遗尿。然有属冷者，有属热者，而皆本乎虚也，忌淡渗之药，有所禀胞寒而得之者。

属虚，小便不禁，宜安神养气，参、芪补之，热加生地，补中益气汤亦宜。

属冷，小便不禁，宜大菟丝子丸。睡着遗尿者，亦下元虚冷故也。十全大补去桂，加益智。

大人小儿遗尿，以益智酒煎饮之。

古人云：小便不通为热，不禁为寒，夫心肾气弱，阳道衰冷，传送失度，为遗尿病，由此观之，还是衰冷近理。

小便闭门

小便急满不通曰闭，古名曰癃，癃者，罢也，不通为癃。以灯心汤调益元散，夏月多有此患；或以盐填脐下，仍滴之以水；或吐之，以提其气，气升水降，理固然也。或全不通，或涩而少，候其鼻头色黄者，是其证耳。

气虚小便闭，参、芪、升麻等辈，先服后吐。

血虚小便闭，四物汤，先服后吐。

痰隔中焦，小便闭涩，二陈加木通、香附，探吐。

气壮寒热，小便不通，宜用利药，或八正散，大便动则小便自通。

热郁小便不通

赤茯苓　黄芩　泽泻　车前　麦冬　滑石　木通

170

甘草梢

或用八正散。

伤寒汗多脱阳，小便不通，茴香末，姜汁调，敷小腹上。

热伤下焦，小便不通，宜

当归　地黄　知母　黄柏　牛膝　生甘草　白术陈皮之类

大便泄致小便不通，宜五苓散分利之。

老年饮食太过，脾胃气弱，致小便不通，宜补中益气汤。

湿气所感，小腹胀急，小便不通，苍术为君，附子佐之，发其表汗。

凡治闭，有热宜清，有湿宜燥，有气结于下宜升之，隔二隔三之治，皆不宜少者也，清肺金曰隔二，健脾曰隔三，《纂粹》中详言之矣。

小便浊门

浊有赤白二种，戴元礼别白属寒，赤属热，丹溪别心虚属赤，肾虚属白，赤白皆本于热，丹溪之论本刘河间"天气热则水浑浊"而得之者也。就愚见论之，便浊之病，多分是思虑过度，嗜欲无节者得之。然古人有谓：思虑过者则赤，欲淫过者则白也，其肥人湿痰，浊必是白。若心肾两虚，热必浊，热轻则白，热甚则赤，理固宜然，难谓心虚则赤，肾虚则白也。每见患浊者，始白而终赤，岂始则肾虚而终则心虚乎？盖始热尚轻，而终热则甚故也，其有或时而白，或时而赤之者，其热之时有轻甚不同也。元礼云：有白浊人，服凉药不愈，服附子八味丸而浊即愈，元礼之意，岂不以其浊之白者为寒乎？不知服八味丸而愈其病者，以八味丸能补肾水故也，肾水生则心火息，火息则热退，而浊清矣，服之而病愈者，必其病久而肾虚寒者也。每每见人患白浊者，服清心莲子饮或益元散，皆能愈其浊，了然，白浊之不可以为寒也。

有人小便如常，停久才方淀浊，或小便出即如米泔，若小儿病泔者，并宜服

白茯苓　木通　泽泻　瞿麦　车前　猪苓　灯心萹蓄

有浊淀如泥，或稠粘如胶，涩痛异常，不可作热淋也，乃精浊窒塞窍道，宜五苓散加人参、黄芪、远志、辰砂、茯神、甘草、山药。

有赤浊如髓条者，宜服

酸枣仁　人参　白术　茯苓　破故　益智　牡蛎

等分为末，糊丸，盐汤下。

或服莲子六一汤。

石莲六两　甘草一两

末，调服一钱。

有思虑伤心，赤浊不止，宜服

茯苓　莲肉　天冬　麦冬　远志　柏仁　当归　酸枣仁

172

末之，蜜丸，辰砂为衣，枣汤下。

有伏暑心经，便浊，宜人参香薷散或六一散。

有浊去太多，精化不及，赤未变白，故成赤浊，虚之甚也。或因天癸未至，强力好色，所泄半精半血，皆谓赤浊。有人便浊，热不已，口燥舌干，乃精血亏损，宜补肾之剂，久服乃效。此又明赤浊所致之由。

小便白淫门 精滑附

小便精自流出，走淫于外，故曰白淫。或有淫佚不守，随泄溺而下，或闻淫语，或见女色，流出甚易者是也，与精滑不同证，精滑专主湿热，或交感而精易泄之谓也，或淫心不起，而精自泄之谓也。

劳伤思想，气血两虚，以致白淫，宜服鹿茸内补丸。

小腹急痛，便溺失精，宜服

黄芪　人参　远志　白芍药　泽泻　甘草　龙骨当归各一分煎服

白淫精滑，用真蛤粉、黄柏炒赤，为末，滴水丸，温酒下。

精滑，用良姜三钱、白芍药、黄柏各二钱，烧灰存性，椿根白皮一两五钱，为末，糊丸，空心服。

173

遗 精 门

遗精得之有四：役心过度，心不摄肾，以致失精，一也；色欲不遂，精不内固，输泄而出，二也；淫欲太过，滑泄不禁，三也；年壮气盛，久无色欲，精气满泄，四也。然其状不一，或小便后出，多不可禁者，或不小便而自出者，或茎中出而痒痛，常如欲小便者，俱主于热，热则流通之义也，亦有经络热而得者，此经络必是心肾二部也，其证必恍惚膈热。

用心过度，宜天王补心丸加莲肉、五味子。

色欲不遂，宜

人参　茯苓　茯神　远志　黄芪　桔梗　山药　辰砂

末之为丸，服。

色欲过度，宜

人参　黄芪　熟地　杜仲　白术　当归　茯苓　甘草　芍药　牛膝　黄柏　知母　肉桂　川芎

壮盛满溢，宜清心莲子饮。

更有遗沥一证，比之遗精稍少，小便有数点稠粘，茎头微微作痛，或小便已停，片时方有一二点沾裈，宜审前方用服之。

梦 遗 门

夜梦交会而遗精曰梦遗也，亦备前四证，宜审其感，用前药方治之，大法宜服

人参　远志　莲肉　茯神　酸枣仁　陈皮　枳实
半夏　甘草

劳心太过，宜补心安神，调脾健胃，益精生血。

阴邪所着，谓与鬼邪交接于梦中也，宜安神驱邪，梦遗日久，真气日耗，气短盗汗，宜补元助心，或用

龙骨煅　莲花蕊　芡实各一两　山药四两　乌梅肉一两
丸服。

小便注杆门 下疳疮附

阴头肿而脓出是也，亦是湿热流注，多于淫欲无度者有之。

一方用葱头、荷叶、花椒，煎汤浸洗小便，再用黄连一钱半煎水，将炉甘石一钱火煅红，于黄连水内浸，又烧又浸，候烊为度，安于冷地上，研末，入脑子二钱半，和匀抹之。

大便秘门

有风秘，由风搏肺脏，传于大肠，或素有风病，皆

能作秘，宜用

防己　川芎　杏仁　黄芩　芍药　甘草　麻黄去根节
人参　防风

血虚去麻黄，加当归，入竹沥二蚬壳，病者气实，
宜麻仁丸。

有冷秘，由冷气横于肠胃，凝阴固结，津液不通，
胃是秘塞，宜藿香正气散加官桂、枳壳。闻古人有言：
热药多秘，惟硫黄暖而通；冷药多泄，惟黄连肥肠而止
泄。故冷秘之病，或用硫黄者，必其人肠内气攻，喜热
恶冷，方认是冷秘也。冷秘之病，南方甚少，硫黄慎用
之。

有气秘，由气不升降，谷气不行，其人多噫者是
也，宜苏子降气汤加枳壳，或木通槟榔丸。

有热秘，其人面赤身热，肠胃胀闷，时欲得冷，或
口舌生疮者是也。宜当归、赤芍、甘草炙、大黄蒸等分，
末之，新汲水下二钱。

虚秘，由年高血衰，汗利过多，或病后血气未复，
或产妇失血，皆足以致虚秘之病。或用蜜导法，或猪胆
法，切勿用疏利药，或用润肠丸。

凡大便秘者，多面黄，可候其有大便溏而秘者，燥
热在肠胃之外，而湿热在内故也。

大便血门

大便泻血，其色鲜红者，多因外感热毒，内蕴肠

胃，或饮酒过多，及茹辛辣炙煿，引热入大肠，故泻鲜血。宜服蒲黄、阿胶、黄连，或木香黄连丸，或柏叶汁少和姜汁饮之。

大肠感风邪，化下清血，名曰肠风。用香附为末，同百草霜，米饮调服，入麝少许，其应尤捷，或四物汤加槐花。

荆芥　枳壳　侧柏叶

末服。

大肠感湿，下如豆汁，或下清血，宜

槐花　青皮　归身　升麻　荆芥　川芎　地黄　白术

大肠感暑下血，宜香薷黄连散即香薷饮方。

有下血腹痛者，乃是血不循理，却无里急后重等患，不可因痛认为血痢。

妇人因月事不通，血不循故道，从后出者，当调其经，用四物加香附顺气之药。

泻血过多，手足厥冷，顿作眩晕，只宜调血，不可因厥冷，而便用热药也。

窃谓便血之脉，最忌洪大。隆庆末年，余侄女嫁于张，胎七月矣，下血不止，切脉得沉细，医者以不死期之，余亦以为然矣。及看《内经》云：肠澼下血者，脉洪大生，沉细死，肠澼下白沫者，洪大死，沉细生。侄女脉沉缓，终不能救，《内经》之言岂虚？但看不到耳。

便血泻下，远射四散如筛，热之极也，宜用

地黄　知母　当归　青皮　槐花　黄柏

煎服。

去血过多，面色痿黄，以十全大补汤去桂服之。

泻血如泄泻而下，与肠风下血不同矣，以四物加黄连、白术服之

泻门 寒是冬令寒气感而作泻者，曰寒泻也。冷是不止感受天之冷气。凡过食生冷，虽当夏令，或俾触冷气而作泻者，曰冷泻也。其证大略不甚异

寒泻，由寒气入腹，攻刺作痛，洞下清水，腹内虚鸣，米饮不化，宜

藿香　陈皮　木香　肉豆蔻　厚朴　麦芽　神曲　甘草　干姜　人参

冷泻，因泻而烦燥引水，转饮转泻者，参附理中汤加黄连、茯苓，用之多有奇功。有脉沉细，下必清黑，或如鸭溏者，冷泻也。当暑月作泻，的知暑泻合用暑药，的知冷泻合用热药，间有盛暑内伤生，令非前方参附连理不可。元是暑泻，经久下元虚甚，日夜频并暑毒，而泻不已，复用暑药，则决不能取效，亦当用参附连理。

药方入口而即下者，名曰直肠，难治。

泻已愈，而精神未复者，参术膏。

热泻，粪色黄，弹响作痛，粪门焦痛，粪出谷道，犹如汤热烦渴，小便不利，如戴人所谓，泻水肠鸣，痛一阵泻一阵者是也，宜五苓散吞香连丸。

暑泻，用香薷五苓散，益元散亦宜，其脉沉微，下必如水者是也。

气泻，肠鸣气急，胸膈痞闷，腹急而痛，泻则腹宽，须臾又急，另有腹急而不通者，此由中脘停滞，气不流转，水谷不分所致，宜服二陈汤加枳壳、缩砂、木香，其脉沉涩者是。

湿泻，由坐卧湿处，以致湿气传脾，土不克水，梅雨久阴，多有此病。其脉沉缓，腰脚冷痹，如戴人所谓，泻水而腹不疼，物不尽化者是也，宜服

陈皮　甘草　猪苓　柴胡　羌活　泽泻　半夏　神曲　麦芽　苍术　益智　防风　升麻

兼治风入肠胃，飧泄不止，术、芍、芎、参、归、桂、茯苓，入米百粒，煎。

风泻，因风入肠胃，下必带血，其脉必浮，以胃风汤主之。

食泻，因饮食过多，有伤脾气，戴人所谓痛而泻，泻而痛止者是也，其病必噫，气如败卵臭，先当消剋所伤之物，气壮者下之，尤必辨其所伤之物，或寒或热，而随证用药，可也，宜胃苓汤加草果消导，寒用木香、干姜，热用芩、连。

痰积泻，因积痰在肺，致伤胃不固，如戴人所谓，或泻或不泻，或多或少，其脉滑缓者是，宜二陈汤加白术、陈曲之类。气虚泻者，胃气虚也，其证饮食入胃，完谷不化，或久尝虚乏，不受饮食，食则腹急肠鸣，尽下所食之物，方才宽快，甚不食则无事，其则气衰滑泄

179

不禁，经久不愈，须健脾益气，宜四君子汤加芍药、升麻，经久宜豆蔻固肠丸。

　　木香　厚朴　砂仁　肉豆蔻

　　末，糊丸，米汤下。

　　有日间无事，将晡作胀①，一夜肠鸣，不得宽泰，次早洞泄，此即是脾虚成湿也。宜陈、朴、苍、甘、泽、猪、术、苓、桂，名胃苓汤，如粪下臭秽异常，必有停滞，宜导滞香连丸。

　　因水土不服，或胃感②山岚之气，乃致湿泻，宜

　　陈皮　厚朴　半夏　苍术　甘草　藿香

　　姜、枣煎。

　　酒泻，因伤于酒，每晨起泻者，宜解醒汤，吞酒煮黄连丸，或五苓散加酒炒黄连、葛根。

　　因食面伤，而作泻者，宜

　　神曲　麦芽　厚朴　莱菔子　木香　泽泻　藿香

　　因食一物过伤，而泻后复食之，即泻者，为其所伤，未及除也。宜健脾，审其所伤之物，或冷或热，伤冷物，泻出食物如是者也，泻出食物已化，臭秽异常者，热也。

　　上半夜无事，近五更，其泻下一二次，或三四次，乃脾肾虚，故作泻也，宜

　　肉蔻　故纸　木香　茴香

---

①　将晡作胀：原书无"胀"，今据文意补之。

②　胃感：恐为"冒感"之误。

枣肉，丸服，或附子理中丸亦可。或阴虚而肾不能司，禁峻补其肾，专以五味子煎饮，或气素脱而泻，用人参膏。

老人水泻

苍术　木香　厚朴　神曲　肉豆蔻　陈皮　芍药　滑石　甘草　樗皮

末，丸服。

老人奉养太过，乃致脾泄。

白芍药　神曲　山楂　半夏　茯苓

末，丸服。

久病大肠气泄

地黄　白芍药　知母　干姜　甘草炙

末服。

气郁泻，因忧思太过，脾气结而不升，陷入下焦，而致泄泻，理宜开郁、补脾健胃，而使谷气升发，宜

白术　芍药　茯苓　陈皮　香附　砂仁　苏子

泻已愈，隔年及后期复泻，古论云：病有期年而发者，有积故也，宜消积药，或木香槟榔丸之类。

痢　门

痢疾，古名滞下，以气滞成积，积成痢，下痢纯血，血之滞也，行血自愈，奔迫后重，气之滞也，调气自除。然胃为五谷之海，常兼四脏，无物不受，故滞下有五色相杂，冷热各别：手足和暖者，为阳属热；手足

厥冷者，为阴属冷。而以赤白分寒热，大非河间之论，以赤属血，白属气，赤白相兼，气血两属；如赤黑相兼，乃属湿热；或青绿杂色，属风与湿；如下如冻胶，或如鼻涕，或下青色，属风与寒；如下如豆汁，乃是属湿；如暑毒中深，纯下鲜色；如疫气伤胃，下如煤色，甚至舌黑；或去瘀血，如呕吐、全不进食，谓之噤口痢，此乃痢毒冲心，胃口蓄热而然也；如病久，大孔作痛，乃热毒下流也；如气行血和，积尽矣，而虚空少力无血之故也；如壮热作痛，此有积也；如去如蟹㳻①，此有气也；如痢久不愈，动经年月，名曰休息，乃因兜住太早，积不尽除，或因痢愈，不善调理也；如痢久不愈，耗损气血，致肠胃空虚，变生他证，如劳之状，名曰劳痢也。如诸病坏证，久下脓血，或如死猪肝色，或五色杂下，频出无禁，有类于痢，俗名刮肠，此乃脏腑俱虚，脾气欲绝。故肠胃下脱，若投痢药则误矣，痢后下虚，不善调理，或多行，或房劳，或感外邪，致两脚双软，若痛若痹，名曰风痢，骨碎补研酒调服。如下痢，小便不通，用黄连、阿胶、山栀、黄柏，末，丸服。

白痢下，如鱼脑，或如冻胶，用

半夏　神曲　厚朴　苍术　白术　藿香　茯苓　陈皮　甘草　木香

---

① 蟹㳻：如蟹吐出泡沫状。

煎服，名除湿汤。

风入肠胃，下痢青绿，用

苍术　藁本　川芎　羌活　甘草　细辛

姜煎服，名神术汤。

中暑，下痢鲜血，用

黄连　香薷　厚朴　甘草　扁豆

名黄连香薷散。

下痢，噤口，用人参二分，黄连，姜汁一分，煎汤，呷下咽。

下痢，病人虚弱，不宜下者，以黄芩芍药汤主之。

下痢，身热，舌黑，下如煤色，或去瘀血，用

犀角　人参　黄连　芍药　生地　甘草　丹皮

煎服，名犀角人参汤。

纯下血痢，用四物加黄连、白术，若小儿八岁以下，纯下血者，当作食积治。

休息痢，用

白术　茯苓　陈皮　甘草　人参　芍药　木香

煎服，再用当归、黄连、干姜、阿胶，丸服，用前药下。

痢未愈，继之以疟，用

藿香　厚朴　赤茯苓　人参　木瓜　香薷　扁豆
杏仁　甘草　砂仁

名六和汤，煎服。

疟未已，因食生冷，痢作，用

人参　白术　白茯苓　半夏　橘红　草果　甘草

生姜　乌梅一枚

用盐少许，淹少时，以厚纸包裹，水湿煨干，香熟煎，未发前二服。

下痢，大孔痛，用

木香　槟榔　黄芩　黄连

等分煎服。外用火烧瓦块一片，通红，入槐花汤，碎，候温，贴在肛门上。

痢后，脚软痛，曰风痢，用

熟地　白术　川芎　当归　芍药　羌活　人参　防风　牛膝　杜仲　黄芪　甘草

姜煎服。

下痢青白，用附子理中汤。

下痢脱肛，用

陈仓米　粟壳　人参　当归　诃子　白芍药　白术　肉桂　升麻　甘草　肉豆蔻

煎服。外用五倍子，为末，托上。

患痢，下血色紫，病日已久，服痢药已多，而病不愈，必先审其致病之由。果是饱后急走，或极力叫骂，或殴打颠扑，多受疼痛，或一怒不泄，审其症，由前项得之者，并用乳香、没药、桃仁、滑石、木香、槟榔，下之，勿执痢症，而徒用芩、连等辈凉之也。

气虚之人，面白身倦，脉气虚弱而有汗出，乃犯痢证，当以黄芪建中汤下保和丸。

凡痢，腹痛，乃肺气郁于大肠，不可用人参，不可纯用寒凉。饮酒下血，如痢，先宜戒酒，后用

184

苍术　地榆　赤芍药　炒槐花　干葛　枳壳　当归
炙甘草

服之。

又方用

樗皮　神曲　白芍药　滑石　枳壳

末，服之。

交肠病门

大小便易位而出是也。因气不循故道，清浊混淆，宜五苓、调气散，各一钱，加阿胶半钱，调服，或研黄连阿胶丸，为末，加木香少许，再以前药送下。

疟　门

丹溪谓：暑月当风，汗闭乃成疟病，此是疟之一端言之耳，未尽疟之由也。此疾必得风寒而起，虽非暑月，亦患此疾。感之浅者，一日一发；感之深者，间日一发。感之既深，不自省觉，复加房劳饮食恣意，胃气大伤，邪入阴分，三日一作，先寒后热，寒多热少，名曰寒疟，因先伤于寒，而后伤风故也。先热后寒，热多寒少，名曰温疟，因先伤风，而后伤寒故也。阴气先绝，阳气独发，热甚而呕，不寒者名曰瘅疟。脉弦数而热多者，病在阳；弦迟而多寒者，病在阴。然又有内伤七情、饥饮、劳役，感冒岚瘴之气，致脾胃不和，触受

185

外邪，亦能成疟，法当辨其外感、内伤，随症施治，是以有食疟、暑疟之名。

初发之际，风寒在表，虽寒热过后，而身体常自痛，常自畏风，宜消导药中加川芎。

寒多者，宜

柴胡　桂枝　黄芩　芍药　人参　甘草　半夏

名柴胡桂枝汤。

热多者，或大热不除，渴甚者，宜

柴胡　人参　黄芩　甘草　栝蒌根

名柴胡栝蒌汤。

饮食伤脾者，平胃散加草果，煎服，或二陈加枳壳、砂仁、草果。

暑疟，用黄连香薷饮。

不问未发，其人呕吐，痰食俱出，宜二陈加草果五分。

独热者，用

白术　茯苓　龙眼肉　人参　酸枣仁　黄芪　甘草

疟母，因久不愈，成块在胁下，宜用

鳖甲　草果　黄芪　白术　芍药　厚朴　槟榔　橘红　川芎　甘草

姜煎服。

自汗不止，宜人参、术、芍、芪、甘，煎服。

劳役成疟，补中益气汤。

疟后调理，宜

白术　茯苓　芍药　人参　陈皮

煎服。

寒热门 邪气分争则为往来寒热，邪与阳争反发寒，邪与阴争反发热，此论伤寒往来寒热，诸杂证亦皆有之，而其病原终不出此，盖虚阳发寒，虚阴发热类，可知矣

寒热病，凡阴虚者，难治，然所谓寒热病者，谓往来寒热，如疟病也。有伤寒，寒热如疟者；有劳病，寒热如疟者。但伤寒寒热，初病必恶风寒，发热，头痛体痛，劳病寒热，初必五心烦热，劳倦咳嗽，久乃成寒热也。不独伤寒、劳病也，诸病皆有寒热也，失血痰饮、癥瘕积聚、小肠疝气、伤食劳力、脚气疮疡，诸证皆然也，但发作有期者，是疟，发作无期者，是诸证 伤寒寒热者邪热在表而浅，邪恶正气故恶寒也，邪热在里而深，邪甚无畏物，恶其极，故不恶寒而反恶热也。

南方人，忽发寒热，指甲青黑，乃南方瘴气，感触而作，宜生料平胃散加草果、槟榔服之。

气实寒热，能食，脉弦无汗，能睡，或痰积寒热。并宜小柴胡汤服之。

独 寒 门

有寒，而未即为热者，或寒一二日后，方热。有寒而终于无热者，惟伤寒多有之他证，亦或有之，有觉冷在骨肉间，或冷从下起，经旬积月者，此乃阳虚之证，

用参、芪加附。然独寒之证，多于背恶寒甚，脉大无力之人，久病恶寒，当用解郁。

独 热 门

独热之证，惟三消、诸失血、虚劳、久痢、诸虚见者，皆非美证也，治法有直攻其发者，有不当专治者，有因他病而发者，不可以一概求之也。其他诸证作热，当自治其本病，即于本证中加入退热药可也。

阴虚发热，宜四物汤加炒柏，兼气虚者，加参、芪、白术。

阳虚发热，宜补中益气。

湿痰夜发热，宜三补丸加白芍药。

发热于巳午前，乃阳虚，宜补中益气，如脉弱，参、芪。

发热于申未后，乃阴虚，宜四物汤加黄柏，虚弱，加人参，阳生阴也。

阴虚气郁，发热，四物加香附、片芩。

饮酒发热，不治，轻者用青黛、瓜蒌仁，研入姜汁，日饮数匙。

不饮酒人，因饮酒而发热者，亦不治。

面寒面热门

阳明经气不足，则身以前皆寒，盖胃气虚，经络之气皆虚，不能上达头面，故面寒，用附子理中汤。

阳明经气甚，则身已前皆热，况有积热在胃，致风热上行，用调胃承气汤，加黄连、犀角。

面寒，是胃热，寒郁热也。

面热，是火起，因郁而热也，诸部火起，皆见于面。

调胃承气汤方

大黄酒浸　甘草　芒硝　黄连　犀角

潮热门 潮乃潮水，其热进退有期，其候应于未申

潮热有虚有实，惟伤寒日晡潮热乃胃实也，其余有潮热者审其虚实。凡大便坚涩、喜冷畏热、心下愊然、睡卧不着、此实而潮热者也。轻则苏参散，重则小柴胡汤。凡气消乏、精神减损、饮食无味、日渐羸瘦、病去而五心有余热，此虚而潮热者也，宜茯苓补心汤、十全大补汤，或补中益气汤。

潮热胸膈痞塞，背心作痛，此属伤饮之证宜汗之。

手足心热门

手足心热，火郁而不发也，丹溪用葛根、柴胡、芍药、防风、升麻等味，以散热。然有阴虚者，每每手足心发热，恐不专于火郁也。故骨蒸热，皆属阴虚，其初未有手足心不热者也。丹溪火郁之论，当自气壮者求

之，或饮酒者求之，或怒郁不发者求之。

烦 躁 门

烦躁，皆属心火，火入肺为烦，入肾为躁。盖火旺则金烁，水亏惟火独在，故肺肾合而为烦躁。烦是头昏口燥，心内不安，清清不寐，不恶寒，不头痛，躁是躁急，外不安静，所谓躁急心热，即此意也。内外俱不宜攻，必致损竭，诸书只有内烦一款，无烦躁门，独丹溪论之详。然烦有虚有实，凡汗下、霍乱、吐泻后，应有渗泄，而津液去多，五内枯燥，及娠妊妇人产后，皆足以致虚烦，以阴血不足，阳气偏胜故也。

心烦而渴，独味人参汤服。

伤寒后，虚烦不寐，宜

半夏　竹茹　枳实　陈皮　甘草　茯苓　人参

姜、枣煎服。

心烦身热甚者，竹叶石膏汤。

淡竹叶　麦门冬　半夏　石膏　人参　糯米　炙甘草

血虚心烦者，茯苓补心汤、参苏饮去木香，合四物，等分。

忧思过度，或遗精，或白浊，虚烦不安，宜

黄芪　当归　麦门冬　石斛　酸枣仁　人参　甘草

胃口有热，呕吐，咳逆，虚烦不安，宜

人参　竹茹　橘红　半夏

190

姜煎服。

心烦身热，宜

竹茹　人参　小麦　茯苓　门冬　半夏　甘草

内伤似伤寒，脉细数，烦躁不安，宜

补中益气加门冬、知母、五味、竹叶，煎服，热甚加附子。

烦呕不喜食，宜

橘皮　半夏　黄连　茯苓

心经热而烦躁者，五苓加辰砂煎服。

胸中烦热兼湿者，神芎丸，此烦而实者也。

有服金石丹毒，烦躁不安，服甘草汤。

三　消　门

三消之症，得之气实而血虚，久久不治，气尽虚则无能为力矣。上消消心，心火炎上，大渴而小便多。然有谓上消消肺，火炼刑金之说，据证为大渴而小便多，消心之说近理也，当抑心火，自然不渴。中消消脾，脾气热燥，善食多饥，已食如饥，经所谓食㑊是也，虽饮食倍常，皆消为小便。下消消肾，肾衰不能摄水，故小便虽多而渴，经所谓内消，又谓之强中是也，夫小便既多，津液必竭，故不能免于渴也。此症得于膏粱富贵之人，快情纵欲，饮酒食炙，及饵丹药过度，遂使肾水枯竭，心火燔炽三焦猛烈，五脏干燥耳脉实虽病久可治，脉弦细小不可治。

上消中消，心脾之症也，以抑火调脾为急。

下消久不愈，遂致目昏，四肢偏废矣，宜六味丸。

因用心过度，致心火炎上而渴者，宜

茯神　天粉　麦冬　五味　甘草　生地　黄芪　莲肉　远志

名黄芪饮。

中消之症，缘脾经燥热，食物易化，皆为小便，转食转饥也。

脾消有二，曰消中，曰热中，多饮数溲，热中也，多食数溲，消中也。

若因色欲过度，水火不交，肾水下泄，心火上炎，以致渴浊，不宜用凉心冷剂，宜坚肾水以泻心火，为急也，照前黄芪饮加苁蓉、五味服之，八味丸亦可用。

三消，惟肾消为重，肾水既坚满，而心脾亦无疾矣，虽曰上中二消，症属心脾，不知总由肾水枯竭所致也。若肾水充足，则水足以制火，病何由致？每每见犯消症，未有不由色欲所致者也。盖耽于色欲，则纵情饮食，快意炙煿，继之房中春药，金石丹剂，刻意服饵，以求快一时之乐，不知本元既丧，病将日生，可不谨哉？

咳逆门 寒客于中气不得升则当温之，其脉浮细者是热客于中，气不得伸则当逐热以引之，其脉浮洪者是伤寒咳逆，推之别款，咳逆当以意会

咳逆为病，古谓之哕，今谓之呃，前人有谓胃寒所致。考之，经曰：诸逆冲上，皆属于火，刘河间谓：火气炎上，则发呃病，还是属火，戴元礼以为，寒恐非也，盖人之阴气，依胃而养，胃土受伤，则木气侮之，此土败木贼，阴为火所乘，不能内守，木挟相火，直冲清道而上也。盖胃弱者，阴弱也，虚之甚也，呃病，由胃虚故也，戴元礼又谓，他病发呃，属寒，伤寒发呃，属热，恐非定论也。盖他病，或怒气所乘，或因痰火上炎，或得之病后，或得之血虚，或因伤饮食，总由热所致，何有所谓寒也？然有久病而忽然致呃者，此亦偶乘火起，则气不顺，故呃也，亦是热也。古人以丁香治呃，亦是从其性而开发之也，非是为寒甚也。此症乃是恶候，危急已甚矣，惟感风寒发呃，当从寒治。

吐痢后，胃虚膈热而呃者，宜

橘红　甘草　竹茹　人参　生姜　枣子

内伤发呃，补中益气汤加丁香。

气热痰热发呃，青矾头七十二煎服。

伤寒血证发呃，舌短，桃仁承气。

心痛，饮水汤下作呃，是有死血，桃仁承气下之。

呃而无脉，二陈加参、术、麦冬、五味、竹茹、

193

姜汁。

治呃，黄蜡烧烟，薰而咽之，寒者用硫黄，烧烟咽之。

治呃，气壮人吸一口气，嘘入病人口中，数次。

血虚，身热脉数，发呃，宜

人参二钱　白茯苓一钱五分　白术一钱五分　白芍药一钱　竹茹

一丸大，此危急之症也。

气虚，胃火上炎，发呃，宜

人参　柿蒂　橘红　茯苓　半夏　甘草　竹茹

下元衰，虚火炎上，发呃，宜人参煎汤，下大补丸。

大补丸方

黄柏　知母　熟地　龟板，

末之，蜜丸。

脾弱，过伤饮食，发呃，宜二陈汤加砂仁、枳壳。

感冒风寒，发呃，宜

附子　羌活　干姜　丁香

吞酸 嘈杂附

丹溪谓，平时津液，随上升之气，郁积而成，郁积之久，湿中生热，遂作酸水而吐出，然前辈独谓吞酸，因中脘有留饮宿食所为，与丹溪之见各别。愚谓湿郁作酸者固有，而宿食作酸者不能无也。但湿郁作酸，只吐酸水，而嗳出之气并无败卵气味，若宿食作酸，其嗳气必有宿腐败卵之气。又东垣，表得风寒，内热蓄郁，而吐酸水，此东垣以寒属之也。属寒吐酸，又不能尽无也，至于朝食甘美，至晡时心腹刺酸，吐出者，此属血虚火盛而然也。惟感风寒者，宜以辛香发之。余皆土气不足，木火用事，而辛热之剂，莫之用也。

痰饮作酸，宜清痰降火，用

橘红　半夏　山楂　茯苓　黄连　甘草　桔梗　神曲　南星　竹茹　生姜

血虚火盛作酸，宜

川芎　当归　红花　甘草　生地　黄连　茯苓　白术　人参

食积作酸，用香砂二陈汤加苍、木、曲、柏、炒黄连。

风寒，外来湿热，内郁作酸，宜

木香　肉桂　橘红　半夏　砂仁

嘈杂，宜二陈汤下保和丸，肥人多痰，瘦人多火。

不喜食门

脾运食，而传于诸经，脾气不足，不能运矣，不能运就不喜食。然有伤食停积而不喜者，宜消导之剂；有脾虚而不喜食者，宜健补之剂；有脾寒而不喜食者，健补加温暖之剂；有心肾两虚，致脾气不足以运者，宜鹿茸橘皮煎丸，盖脾上交于心，下交于肾故也。

翻胃 附噎嗝，噎乃嗝之渐久，则成翻胃也

翻胃者，反胃也，亦呕吐病也，食物所伤，胃气先逆，胃口反出，而重于呕吐者，何哉？盖呕吐，食入即吐，翻胃，则或一日，或半日，或朝食而暮吐，或暮食而朝吐，食复翻上，不化如故。腹中非不欲食，胃不肯留，其所以不肯留者，以胃气虚极，不能消食，食既不消，不为糟粕，转入大肠，乃随气逆上，从口而出，故病翻胃。丹溪以为血液俱耗，胃脘干槁所致，而先辈有谓，是病多因胃气不温，冷气致瘀。要之，病翻胃者，皆由忧思惊恐，或先富后贫，情志不乐所致也，多发于四旬五旬之后，得血气充满，尚可愈也，若血气衰弱，难愈矣。是以阴阳不和，脏腑致病，结于胸膈，则成嗝气，留于咽嗌，则成五噎五嗝。然噎为嗝之渐，而噎嗝又翻胃之渐也。气虚补气，血虚补血，调气化痰，而其证平矣。前辈有云，翻胃属胃虚寒。更考诸经云，诸呕吐逆冲上，皆属于火，然则翻胃症，岂能尽谓之寒哉？其病久，有吐血，饮水烦渴者，谓之寒，可乎？余思是病，寒者固有，而热者居多也。

治翻胃，用

黄连三钱姜汁浸炒　山楂二钱　保和丸二钱

同为末，糊丸如麻子大，胭脂为衣，人参汤入竹沥，下六十丸。

寸关浮大属痰，寸关沉涩属气结，若阴火上冲而呕

196

吐，勿作翻胃治，作阴虚火动治之。

病人气血未衰，而翻胃初起，宜香砂二陈加红花、桃仁，稍宽止服。若气血既衰，年老虚惫，用参、芪，关防气虚胃虚。

食物之后，冷涎不已，或心腹觉痛，宜用

藿香　半曲　白术　白茯苓　枇杷叶　人参　木香官桂　桔梗　甘草　生姜

气伤翻胃，四君子汤右手脉无力者是，入芦根同煎。

血虚翻胃，四物汤左手脉无力者是，用香燥之剂必死。

气郁翻胃，木香调气汤加减调治，或用白豆蔻、砂仁、陈仓米、姜汁为丸。

痰　饮　门

痰饮之证，其人素壮今瘦，肠间沥沥有声，古人谓之伏痰留饮。盖停饮既久，未有不为痰，何也？盖气道闭塞，津液不通，譬如沟渠壅遏，积淹停滞，则倒流逆上，瘀浊臭秽无所不有，若不疏决沟，而欲澄已壅之水，无是理也。故善治痰者，不治痰而治气，气顺则一身之津液随气而顺矣，故为喘、为咳、为呕、为泄、为眩晕、为心嘈、为怔忡惊悸、为寒热痛肿、为痞膈壅闭、为胸间辘辘有声、或背心一片如冰冷，皆痰也，皆当顺其气，随证调治也，是以古人以苏子降气汤，为治痰饮之长技。

凡人忽患手足、胫项、腰胯痛不可忍，连筋骨，牵引吊痛，坐卧不安，走易不定，或头痛不可举，或神思昏倦多睡，或饮食无味，夜间喉中如锯，手足重坠痹冷，脉不通，乃痰伏于心膈上下故也。

平居无他病，只有痰数口，或清或坚，宜二陈汤，间进青州白丸子。

眼胞眼下，如烟熏黑者，痰也，关脉伏而大者，痰也。

痰结，吐咯不出者，气滞不解，难治之证也。痰在肠胃，下之，上膈，吐之。

顽涎随气逆上，不为药解，当自下部利之。虚人中焦有痰，胃气赖养，不宜尽攻。

大凡痰症多端，因热、因惊、因气、因酒湿、因食积、因脾虚不能运、因外感风邪、因外感风寒。热则多生烦躁，风则多生瘫痪奇症，冷则多成骨痹，湿则多生倦怠，惊则多成心痛癫狂，酒则多成胁臂痛，食积多成痞块痞满。有老痰一证，非借温药引导，则凝结交固，必有拒格之患，况风寒外来，痰气内郁，不因温散，何以开滞行结？此难拘于热药治痰之误也。若病人气血两虚，而又为痰塞清道，理宜攻补兼行，又难拘于痰无补法之误也。若痰在肠胃，可下而愈，但不宜过利。大法，随其表里、上下、虚实、寒热，以汗、吐、下、温、凉、补、导、治之。

热痰，宜黄芩半夏丸，用

中枯黄芩二钱半　半夏一两

末之，丸，姜汤下。

郁气痰，四七汤，用

半夏　茯苓　苏子　厚朴　砂仁　木香

或苏子降气汤，热加黄芩。

酒痰，二陈加天粉、干葛。

食积痰，橘半枳术丸，酒痰兼宜服之。

脾虚生痰，宜

白术　茯苓　芍药　橘红　半夏　人参

风痰，宜

桔梗　橘红　人参　枳实　半夏　南星

或参苏饮。

湿痰，二陈汤加苍术、黄连。

惊痰，宜辰砂半夏丸。

辰砂二钱五分　半夏一两

末之，丸服。

食积，痰壅喘急

瓜蒌仁　半夏　山楂子　神曲

臂内痰核作痛，以二陈加连翘、防风、川芎、皂角刺、苍术主之。

呕吐药中忌用瓜蒌仁、杏仁、桃仁、萝卜子、山栀，皆恶作吐，如药中带香剂行散，不妨以半夏生姜为主，切不可下

无物为呕，有物为吐，古人辨之详矣。呕，有寒，有热，有气。吐，属痰，属血，属食，属虫。然有热呕

并吐者，有寒呕并吐者，有气呕并吐者，或呕在前而吐即继之，或前吐出物，而火炎上，无物可吐，但呕者，有久病不纳谷而呕吐者，有因时霍乱而呕吐者，有脚气冲心而呕吐者。丹溪只云痰热所致，而不及寒，但中脘停寒，未有不呕吐者，寒亦足以致呕吐者也。

食伤呕吐者，心胸痛满。中热呕吐者，脉虚而数，烦渴。中寒呕吐者，四肢厥冷，脉必沉紧，气郁不舒者，气逆上作喘。痰积呕吐者，吐出痰即止。瘀血停胃呕吐者，涎血相杂。痰与食郁遏不舒，酿水于胃口，吐出若醋者。又有渴饮汤水，随吐不纳，名曰水逆。有粥药到咽即吐，疑为翻胃，非翻胃也，乃痰气结在咽膈之间，当顺气可也。

肝中寒，心中风，厥阴为病，三者皆致食入即吐。

脚气中酒，妊娠中诸药毒，皆致呕吐，脉虚缓易治，紧涩难愈，吐出青菜色者死。

有吐泻及痢疾，或腹疼痛，进热药太骤，以致呕吐，宜二陈加砂仁、白豆蔻各半钱。

治法，二陈汤加姜汁为主，热加黄连、竹茹，冷加丁香、藿香，食加消导，风寒加散风药。

七情郁气，或作寒热呕吐，用

藿香　半曲　白术　白茯苓　人参　木香　官桂
贝母　桔梗　橘红

姜煎。

闻食即吐呕，中脘停食者也，二陈加砂仁、白豆蔻、神曲、山楂、青皮。

200

烦渴饮水，水入即吐者，用五苓散。

胃弱呕吐，以香砂六君子加藿香叶。

不吐而呕，肠鸣，心痞，乃火郁于心经也，用甘草泻心汤。

甘草四钱　人参二钱　黄芩二钱　黄连一钱　半夏一钱

干呕而下泻者，服黄芩半夏，渴用

半夏　甘草　白芍　黄芩

生姜、枣煎。或用生姜汁调六一散。

呕而身热，手足厥者，用四逆汤。

附子　干姜　甘草

此证多属伤寒。

似喘不喘，似哕不哕，心中无奈，用

陈皮　半夏　甘草　茯苓　黄芩

生姜五片煎。

中暑呕吐，黄连香薷饮。

中脘伏痰，遇冷即发呕吐，二陈加藿香、丁香。

痰呕致厥，用二陈汤，寒痰，用苏合丸。

吐蛔，乃胃寒也，宜理中汤。

呕吐，诸药不效，当借镇重之药，以坠其逆气，可也。

恶心门

恶心者，无物无声，心中漾映，欲吐不吐，欲呕不呕，虽曰恶心，非心经之病，皆在胃口上。宜用生姜、半夏，然有属痰者，有属热者，有属虚者。

痰者，大半夏汤，热者，半夏竹茹汤。

虚者，人参半夏汤。

哮喘门

丹溪分哮分喘，而复分哮喘一条。言喘者未必哮，而哮者多喘，惟哮而致喘，则曰哮喘也。

哮专主乎痰，或感寒则发，此寒包乎热，有热则有痰矣，宜用治痰法。惟喉中有水鸡之声，牵引胸背者，是哮也。哮者多兼乎嗽，由感风寒所致者多也。

喘病主痰，乍进乍退，喘便有痰声者是也，服定喘导痰汤。

黄芩　黄连　山栀　桔梗　桑皮　杏仁

喘病主热火炎上，面赤者是也，服芩连导痰汤。

黄芩　黄连　山栀　桔梗　杏仁　瓜蒌仁　桑皮

喘病主胃虚，乍进乍退，得食则减，食已复喘者是也，服麦门冬饮子。

门冬　人参　黄芪　芍药　甘草　紫菀　五味　归身

喘而气实，过服参芪三拗汤泻之。风寒者，三拗汤散之。水肿喘者，青龙汤。

喘病主风痰，喘便有痰声，鼻塞声重兼嗽者是也，服半夏杏仁汤。

半夏一钱　枳壳　桔梗　黄芩炒　紫苏各五分　麻黄

八分　甘草四分

姜煎。

喘，脉伏数，用五味子汤。

五味二钱　人参一钱半　橘皮一钱半　杏仁一钱

姜煎。

喘病主郁气，怀抱不乐，上气喘急者是也，服四磨汤。

人参　槟榔　沉香　乌药

姜汁磨浓，水服之。

喘，因遇寒冷，或背冷作喘，服苏沉七宝饮。

桑皮　官桂　甘草　大腹皮　麻黄　薄荷　陈皮
紫苏　杏仁　前胡

喘有不治之症，手足厥冷，卧不能下，汗出如油，六脉涩数，喘甚胸前高起。

咳　嗽　门

咳乃无痰而有声，肺气伤而不清故也，嗽乃有声而有痰，脾湿动而生痰故也。五脏咳，见于《灵素发挥》详矣。戴详咳嗽，有自外而入者，风寒暑湿，外也；有自内而发者，七情饥饱，内也。风寒暑湿，先自皮毛而入，皮毛者，肺之合，故外邪欲传脏腑，亦必先从其合，而为嗽，此自外而入也。七情饥饱，内有所伤，则邪气上逆，肺为出入之道，故五脏之邪上蒸，而为嗽，此自内而发也。然风寒暑湿，有不为嗽者。盖所感者

203

浅，轻伤脏腑，只留于皮毛。七情亦有不为嗽者，盖病尚浅，只在本脏，未即上攻。所以伤寒以有嗽为轻，而七情饥饱之嗽，久而始见。

热嗽，饮水一二口而暂止，脉数，烦渴，咽膈干燥，喉声不清，宜服人参败毒散，用

柴胡　前胡　羌活　独活　桔梗　枳壳　人参　茯苓　川芎　甘草

或用小柴胡汤加五味子。

寒嗽，呷热汤而嗽暂停，脉紧，恶寒不渴，宜服华盖散，用

苏子　赤茯苓　橘红　桑皮　杏仁　麻黄_{等分}　甘草

或理中汤加五味。

风嗽，恶风有汗，身体发热，鼻流清涕，脉浮，欲语未竟而嗽，宜服金沸草散，用

金沸草　荆芥　麻黄　杏仁　半夏　前胡　甘草

或青州白丸子，姜汤下。

冷热嗽，因增衣裳，寒热俱感，遇乍寒亦嗽，乍暖亦嗽，饮热亦嗽，饮冷亦嗽，用金沸草散，或二母汤服辰砂化痰丸。

嗽缘七情饥饱，伤动脏腑正气，致邪气上逆，始成痰涎，肺道不理，用

半夏　茯苓　苏子　桑皮　杏仁　阿胶　人参　砂仁

有嗽，吐痰，与食俱出，此缘饮食失节，致肝气不

204

利，而肺又有客邪。肝，浊道也，肺，清道也，清浊相干，宜服二陈汤加杏仁、细辛、枳壳。

有饮冷热酒，或饮冷水伤肺，宜紫菀饮。

劳嗽有二种，或久嗽而后成劳，或病劳而致嗽，其证寒热往来，或独热久寒，咽干嗌痛。所嗽之痰，或浓或脓，有时有血，或腥臭异常，语声不出，宜补肺汤加杏仁、款花、阿胶、百合、桔梗。

经年累月，久嗽不已，服药不效，余无他证，却与劳嗽不同，宜服三拗汤。

肾虚嗽，宜补肾为先。

时行嗽，发寒热，鼻塞气急，初得病，即伏枕一两日，呼为虾蟆瘟，宜服芩、苏散饮。

上膈有热，咳嗽痰涎，五心烦热，将成痨瘵，宜服

人参　贝母　黄芩　门冬　桑皮　杏仁　苏子　橘红

嗽因多食煎煿，伤热，肺部痰血，喘急胁痛，不得安卧，宜服紫花茸汤，用

贝母　犀角　紫菀　甘草　款花　经霜桑叶　百合杏仁　阿胶　人参

暴发咳嗽，多日不愈，宜服贝母散，用

贝母　桑皮　五味　知母　款花　甘草　杏仁

伤热咳嗽，喉哑，多痰且浓，宜服凉膈甘桔汤。

薄荷　贝母　黄芩　山栀　连翘　甘草　桔梗

肺痿，午后发热，声哑者，宜服人参养肺汤，用

人参　茯苓　阿胶　杏仁各五分　桔梗　桑皮各九分

贝母一钱　枳实　柴胡一钱二分

冷雨搭背，遇冷即发哮喘，用佛耳草、款花、鹅管石、雄黄，为末，先用热艾铺纸上，以前药分作二片，掺匀，作桐子，烧烟，吸入口中，以温茶呷下一两口，每一筒作三次，夜吸，但嗽稍止，即止吸，倘兼吐血，热嗽，俱不宜用。

五更嗽，痰多，是食积，宜二陈汤加贝母、寒水石。

嗽动有痰，喉中气出腥臭，此肺热也，宜清肺为急。

医学钩玄卷之六终

206

卷之七

七气门

此所谓气，非天地所禀之正气也，为七情所伤之气耳，盖人有五脏化五气，以生喜怒忧悲恐，故经文戒有所恐惧、有所好乐等句，而直以发皆中节名之曰和，概可见矣。

七气者，喜、怒、忧、思、悲、恐、惊之谓也。气贵顺，不贵逆，逆之则伤，伤则病至。伤喜则心气散，伤怒则肝气击，伤忧则肺气衰，伤思则脾气结，伤悲则心胞之气急，伤恐则肾气怯，伤惊则胆气乱。但脾胃虚弱，血气耗散，则上焦之气不纳，中焦之气不化，下焦之气不渗，辗转传变，渐成呕吐、噎嗝、痰饮、诸般积聚、心腹疼痛，为厥、为风之证生矣。故曰：百病生于气也。戴观《内经》，有九气不同之论，曰怒则气上也，曰喜则气缓也，曰悲则气消也，曰恐则气下也，曰寒则气收也，曰炅则气泄也，曰惊则气乱也，曰劳则气耗也，曰思则气结也。气为阴为阳，天地所生，孰能御之？惟发之有余，即为邪气，邪气盛则实，实则病生矣。故曰：暴喜伤阳，暴怒伤阴也，妇人宜耗其气，调其经，男子宜养其气，全其神。其脉弦紧劳强者可治，虚细而弱者为难也。然必体虚之人多于气证，何也？七情六淫易侵故也。

气郁不畅，痰在咽喉间，如绵絮相似，咯不出，咽不下，宜四七汤。

思虑过度，气郁不舒，宜四七汤去茯苓，加半夏、石菖蒲、人参各五分。

气滞，胸膈虚痞，恶心，心腹刺痛，以木香调气汤，用

香附　木香　陈皮　茯苓　半夏　枳壳各一钱　白豆蔻五分　甘草三分　砂仁七分

加姜汁煎服。

气逆身热，中脘痞满，服退热清气汤。

柴胡　茯苓　枳壳　陈皮　半夏　木香　甘草　香附　川芎　砂仁姜汁煎服

盛怒成疾，面色青黄，胁胀作痛，用木香调气汤加青皮、柴胡、苏子。

痞塞门

痞，不通畅也，痰为气所激而上，气又为痰所隔而滞，痰与气搏，不能流通。戴观古人有云，痞病由阴伏阳蓄，与血不运而成，处于心下中央，膜满痞塞，皆太阴湿土之病。土主壅塞者也，土乘于心下，乃为是病耳。

诸痞胀满，胸膈不利，或气上逆，或腹疼痛，并宜木香流气饮，或二陈加木香、苏子。

诸般冷气，塞满疼痛，宜先与姜汁一二盏，服之佳。

实痞谓禀气克实者也，宜二陈加黄连、枳实、厚朴。

虚痞谓禀气素弱，愈疏而痞愈作，宜于收补之中微有疏通之意，宜二陈汤加白术、山楂、曲柏，或香砂六君子汤。

肥人痰痞，二陈加砂仁、苍术、枳实。

瘦人热郁作痞，二陈加黄连、枳实、山栀、升麻。

湿热太甚作痞，宜二陈加芩、连、泽泻。

停食感寒作痞，宜二陈加藿香、草豆蔻、砂仁。

忧思气结作痞，宜木香化滞汤，加木香、枳实、草豆蔻、川芎、当归。

停食作痞，宜二陈加砂仁、厚朴、香附。

因怒作痞，宜四七散。

凡诸痞，并宜用六磨饮。

积聚门 鸡峰云：此病由阴阳不和、经络痞膈、脾胃虚衰、停寒滞冷搏结而成

五脏之积曰五积，六腑之积曰六聚。积属阴，其发有根，其痛有常处，古人谓积，有定形是也，聚属阳，其发无根，其痛无常处，古人谓聚，无定处是也。五脏

之积，详见《内经》，其治法详见《丹溪纂要》，皆由阴阳不和，脏腑虚弱，四气七情失常所致，未必不是因气结聚痰，与饮食、败血之类，而后坚硬也。古人治法，大概以制肝补脾为长策，使正气足而邪自伏，张洁古所谓"养正积自除也"。故大积大聚，衰其大半而止，切不可轻用暴削之剂，先使元气受伤，其病不愈，当发萌之初，辨其脉证，较以药饵，或加导引法，若待其形见皮肤，虽药入肠胃，熏蒸难及，何益之有？古人治法，审其块在上中下三部，或在左、在右、在中间，其平日好食何物，以相制之药消之，徒下积亦不退，故以消融之药治之，为贵也。其脉实强者死，沉小者生。其曰痃者，生于腹内，近脐左右，大者如臂，次者如弦；曰癖者，偏生于腹之两旁，两胁之间；癥者，止而不动其处；瘕者，或聚或散。瘕不动者，半死之候，或在上下左右，发则语声嘶挹，饮食不能，口出清水，总是积聚也，皆是血气不和，痰与饮食死血致之也。然古人治积之药，自有分别，如去气积，则木香、槟榔；去酒积，则神曲、麦芽；去血积，则虻虫、水蛭；去食积，则礞石、巴豆；去水积，则牵牛、甘遂；去涎积，则雄黄、腻粉；去肉积，则硇砂、水银，各从其类耳。若用群队之药分其势，则难取效。须要认得分明也，各治法载详《纂粹》中。

饮癖结成块，在腹胁之间，病类积聚，用破块药不效，其病多由先曾病疟，口吐涎沫清水，或素来多痰，乃成饮癖也，宜二陈加木通、泽泻。

酒癖，乃多饮酒之人，结成是证，或腹肚积块，胀急疼痛，或合身肿满，肌黄少食，宜大七气汤，用

陈皮　香附　青皮　三棱　蓬术　桔梗　益智　藿香　甘草　官桂

茶癖，乃爱吃茶之人，多有是证，用

石膏　黄芩　升麻

为末，以砂糖调服。

腹中似若癖瘕，随气上下，未有定处，或气作痛，游走心腹间，攻刺上下，隐若雷鸣，或已成积，或未成积，用全蝎二个，劈破，煎汤，调苏合香丸。

已成积聚矣，正当积处内热如火，渐渐遍及四肢，一日数发，如此二三日又愈，此不当攻其热，若攻其热，则积病愈甚矣。

癥瘕，腹胀，用三棱、莪术、香附子，以酒煨服。

水肿门　经曰：先痛而后肿者气伤形也，先肿而后痛者形伤气也，与此水肿之肿不同，而盖论瘿也

肿者，钟也，寒热所钟聚也，《灵素发挥》及《医经纂粹》二书，论之详矣。

阳水肿者，遍身肿，烦渴，小便赤涩，大便闭，以通为度，宜服

泽泻　赤小豆　白商陆　羌活　大腹皮　木通　秦艽　赤茯苓　槟榔　生姜

亦有虽烦渴而大便已利者，此不可更利，宜五苓加木通、腹皮半钱，以通小便，或服败荷叶灰米饮。

阴水肿者，遍身肿，不烦渴，大便自调，或溏泄，小便虽少而不涩赤，宜服实脾饮，四君子加川芎、黄芪、乌梅。如小便多少如常，有赤时，有不赤时，至晚则微，赤却无滞涩者，亦属阴也，不可遽补，木香流气饮。若大便不溏，气息胀满，宜四磨饮。

感湿肿者，其身虽肿，而自腰至脚，胀满尤甚。气急或不急，大便溏或不溏，只宜通利小便，多服五苓散，加木瓜、腹皮、莱菔子，碾碎服之。

有患生疮，用干疮药太早，致遍身浮肿，大便不通，不可妄施他剂，宜五皮散或五苓散，利其小便。若肿在下，五苓加木瓜，或除湿汤，用

茯苓　泽泻　知母　黄柏　滑石

病后浮肿，此是脾虚也，五苓散加人参、木瓜，宜六君子汤加木香半钱。

浮肿之处，焮然赤肿而坚，其人或憎寒壮热，必有痈疽之苦。

四肢肿门

四肢肿者，名肢肿也，乃脾家多湿，宜五苓散加木瓜。

面肿门

一身不肿，惟面独肿，乃气不顺，风壅所致也，苏子降气汤。有肿热，脉则弦数，宜凉膈散，用大黄、连翘、甘草、栀子、黄芩、薄荷、桔梗、枳壳、荆芥。然有一身之间，惟面与两足肿，早则面甚，晚则脚甚，经云：面肿为风，脚肿为水，乃风湿所致，以苏子降气汤、除湿汤，相和服之。

胃中有风，致面肿，用升麻胃风汤。

颊腮肿痛，或一边，或两边，俗名痄腮，服

前胡　羌活　桔梗　枳壳　川芎　甘草　荆芥　防风

面肿生疮，用

甘草　大黄　薄荷　荆芥　桔梗　连翘

饮食失节，脾气不调，面目手足浮肿，宜服

橘皮　白术　木香　茯苓　泽泻　滑石

风肿，皮肤浮肿，麻木不仁，游走不定。

气肿，皮肤粗厚，四肢削弱，胁腹膨胀。

血肿，肿处有红缕赤痕，瘀血停蓄故也。

泻后浮肿，宜胃苓汤

苍术　厚朴　茯苓　白术　陈皮　泽泻　官桂　猪苓　甘草　枣子

下部水肿，囊湿，足冷，气喘，宜服降气除湿汤。

木香　白术　泽泻　茯苓　橘红　半夏　白蔻　防

己　甘草

孕妇水肿，名曰子肿，产后水肿，大补气血为主。

足肿，或有汗，宜服防己黄芪汤。

防己　白术　黄芪　甘草

姜、枣煎。

足肿生疮，兼中风邪，用小续命汤加羌活一倍。

疟后浮肿，四苓散加木通、青皮、木香、腹皮。

男子阴肿大如升，核痛，用马鞭草捣涂之。

小儿阴肿，阴囊忽然肿痛，以生甘草汤调地龙粪，轻轻涂之。

妇人阴肿坚硬，用枳实半斤，碎炒，故帛裹，熨冷则易之。

蛊胀门

蛊胀之症，又名鼓胀，言其急实如鼓，俗谓之膨脝①，只是腹大而急，余处皮肉如常，惟热急大便秘者可下。若因食伤而腹暴胀，见伤食证，又非单胀也。其中毒腹胀者，只宜解毒，其浮脉大吉，沉细弦急危，详载《纂要》中。

久病，手足瘦而腹大，脉弦而涩，重取则大，属气虚也，宜服人参白术汤。

---

① 膨脝：音彭亨，腹胀大貌。

人参　白术　当归　芍药　陈皮　茯苓　川芎　黄连　厚朴　甘草　木香少加

久病，形黑，时或见血，属血虚也，宜服当归白术汤。

当归　川芎　白术　黄连　厚朴　黄芩　木通　芍药　陈皮　甘草

停血致鼓，夜甚于昼，用散血消胀汤。

归须　砂仁　木香　五灵脂　川芎　半夏　蓬术　人参　官桂　乌药　甘草　苏子

脚 气 门

黄帝名脚气为缓风湿痹，乃风毒在内，不可不攻，故先泻之，古人云：病有不可补者，脚气居其一也。风寒暑湿，足常履之，遂成脚气。脚气之证，有干湿，有远近，方其初起，脚先软弱，或小腹不仁，或举体转筋，或见食呕逆，两胫赤肿，或身痛发热，有类伤寒之证。古人虽曰得于风寒暑湿，要之，皆本于湿者居多。不问干湿远近，凡治脚气，宜用半曲、厚朴、苍术、白术、茯苓、陈皮、甘草、藿香、木瓜、槟榔、白芷、萆薢、赤芍药，煎服，然不可令服下药，亦不可妄用寒药，得温则消散矣。

久履湿地，而致两脚浮肿，或两足生疮，用五苓散加木瓜、萝卜子、大黄一钱，煎服。

脚气喘急，此系入腹，宜苏子降气汤，或沉香降气

215

汤。

脚气迫肺，令人喘嗽，宜小青龙汤，每服加入槟榔一钱。

脚气畏食，宜平胃散加木瓜，呕逆恶心，宜八味平胃散。

脚气日久，脚胫枯细，或寒热，或痛痒，或一脚偏患软弱，状如偏风，宜小续命汤加木瓜。

脚气入腹冲心，大小便秘，用

木香　沉香　羌活　白芍　槟榔　甘草　抚芎　青皮　枳壳　紫苏　木瓜

寒湿脚气，腰痛腹胀，头面手足浮肿，用

羌活　独活　木瓜　苡仁　青皮　陈皮　桑皮　大腹皮　枳壳　槟榔　青木香　紫苏　赤茯苓　木通

杉木汤治脚气。

杉节　橘叶　槟榔

童便煮服。

阴癞气门

阴癞气，谓之癞疝是也，或一核偏坠，或二核俱肿胀，或一核缩入小腹，痛不可忍，用手按捺，方得还旧，主寒湿，所谓湿多肿多是也，又谓之小肠肾气。痛连小腹，用

茯苓　玄胡索　肉桂　干姜　丁香皮　甘草　砂仁　青皮　三棱　蓬茂　苍术　槟榔　葱白　茱萸　茴香

216

阴癞，痛入腹，逆上攻心，致成呕吐，宜服加减五积散。

苍术　白术　厚朴　陈皮　枳壳　川芎　甘草　当归　麻黄　肉桂　芍药　干姜　半夏　桃仁　茱萸　茴香　玄胡索

颠伤，外核肿痛，或小便出血，或小便不通，五苓散中加通气药。

阴癞大如斗，宜当归四逆汤加生姜、黑附、甘草、当归、干姜、通草一钱、茱萸五分。

手气门 附臂膊痛

古人有谓，臂膊痛，属肝气偏虚，盖肝主项背与臂膊也，故臂不任重，乃风邪客于荣卫，血气不能周养四肢，其手足沉重若风者，脾胃不足，亦是风邪乘之耳，五痹汤甚宜。然多服脾胃药，少服风药尤妙。手气，手肿痛，或在指掌，连臂膊而肿痛是也，用散湿之剂，或用五痹汤。

姜黄　防己　羌活　白术　甘草

治臂痛，用桑枝细切，煎服。

疝气门

疝气，即是小肠气也。气因寒聚为疝，血因寒聚为瘕，凡疝俱主寒，五疝之名，并见《纂粹》。

凡疝，宜蟠葱散，吞下茱萸丸，或盐酒调下异功散。若大痛攻刺不已，阴缩，手足厥冷，宜香附子同炒盐，乘热用绢袋裹，熨脐下。若大小便不甚通者，五苓散加桂木香煎服。凡病发，必要头疼，憎寒壮热，宜参苏饮加木香。有逆上攻心，下不觉痛，而但心疼者，宜以生韭捣汁，和五苓散为丸，茴香汤下。有肾气才动，心气亦发，上下俱痛者，亦以前方服之，下痛定，上痛已矣。

痹　门

痹有五，由体重之人，腠理空疏，为风寒湿三气所侵，不能随时驱散，流注经络，合而为痹。寒气胜者为痛痹，则挛痛；风气胜者为行痹，则引注；湿气胜者为着痹，则重着，详见《灵素发挥》中矣。

五痹汤

姜黄　防己　羌活　白术　甘草

芎附散

川芎　黑附　黄芪　白术　柴胡　防风　熟地　当归　桂心　甘草　生姜

防风散 主行痹

防风　甘草　当归　杏仁　赤茯苓　桂心　黄芩　秦艽　葛根　麻黄　生姜

218

茯苓川芎汤主着痹痛

赤茯苓　桑皮　防风　川芎　麻黄　当归　芍药
甘草　枣子　生姜

食痹，其证食已心下痛，阴阴然不可忍，吐出痛
止，胃气逆故也，与五痹之病不相类。

热痹，肌肉热极，上如鼠走，唇口反纵，皮肤色变
者是也，用升麻汤。

防风　羌活　官桂　升麻　茯神　人参　羚羊角
葛根　竹沥

麻木门

满身头面手足麻，用神效黄芪汤。

蔓荆子　桔梗　白芍　人参　甘草　黄芪

皮肤麻木，乃肺气不行也，用补气汤。

白芍　橘皮　黄芪　甘草　泽泻

合眼麻木，开则不麻木，痰喘气促，用升麻和中
汤。

白茯苓　陈皮　泽泻　升麻　归身　芍药　佛耳草
白术　黄芪　黄柏

手指麻木，用导痰汤，乃胃中有湿痰、死血也。只
是麻，用导痰药，只是木，用行血药。

半夏　陈皮　南星　枳实　甘草　乌药　赤茯苓
苍术

丹溪云：麻属气虚，木属湿痰、死血。

痿 门

痿者，无力以运动也，详见《灵素发挥》中。然古人谓痿，独主于肺，言肺热叶焦也。盖肺热则不能管摄一身矣，然不能悉痿之详也，止治肺痿，则当泻南方补北方，阳明实则宗筋润，能束骨而利机关矣，若夫筋痿、骨痿、肉痿，岂足以治之哉？大要痿病，皆主于热症，有兼痰积者，有湿多者，有热多者，有湿热相半者，有挟寒者。患痿之人，不淡泊食味，吾知其必不安全也，何也？天产作阳味，发热故也，故黄柏、知母，为治痿之要药也。

骨痿，骨枯髓虚，足不任身也，用人参黄芪汤。

肾痿，肾水虚，足胀不能行步，宜虎潜丸。

湿痰成痿，手足软弱，用

茯苓　橘红　半夏　苍术　黄芩　黄柏　防己

气虚者，四君子加苍芪柏主之。

血虚者，四物加牛膝黄柏主之。

六七月间受暑湿而成痿，宜服清燥汤。

黄芪　陈皮　白术　泽泻　人参　白茯苓　升麻　甘草炙　麦冬　归身　生地　神曲　猪苓　柴胡　黄柏

220

厥 门

详见《灵素发挥》中矣，夫手足厥冷，曰厥，而分阴分阳，则知有寒厥热厥也，此与伤寒时厥稍异。

中寒而厥，中风而厥，中暑而厥，中气而厥，痰盛而厥，皆厥也。

热厥，宜服升阳散火汤_{手足热、昏不知人，多于饮酒无度}者得之也。

甘草　防风　独活　白芍　升麻　葛根　羌活　人参　柴胡

寒厥，附子理中汤_{脚五指寒至膝上，多于阳虚者得之。}

人参　白术　干姜　甘草　加附

指尖冷，谓之清，宜理中汤不加附。

痉门 _{伤寒发痉，当自伤寒论中求之，别有治法}

痉病，身热足寒，颈项强急，要寒时头热，独头摇动，口噤，背反张，咬啮，伤寒中风证中多有之。然有不因伤寒中风而发者，多是气虚痰火所致也，人参、竹沥治之。切不可作风治，或发汗。大人脊下容侧手，小儿容三指，可治也。

酒多风搐

白术　人参　甘草　陈皮　苍术　天麻_{酒浸}　芍药_酒

浸　防风　川芎

末之，作丸服。

五劳门

五劳者，五脏之劳也，皆因不量才力，勉强运为，忧思过度，嗜欲无节，或病后调理失宜，以致精血虚耗，心肾有亏，相火妄动，煎熬真阴，或头旋眼晕，身疼脚弱，心怯气短，自汗盗汗，或发寒热，或五心常热，或往来寒热，或骨蒸作热，夜多恶梦，昼少精神，耳内蝉鸣，口苦舌干，饮食减少无味，此皆劳伤之症也。五脏虽皆有劳，心肾为多，何也？心主血，肾主精，精竭血燥，则劳生焉，是以形体怯瘦，小便数，大便泄，遗精白浊，嗽咳痰血，盗汗声哑，日久骨立，面赤如妆，而死期将至矣。在肝则面白，在心则面黑，在脾则面青，在肺则面赤，在肾则面黄。男子则神色先散，女子则月事先闭，何也？病则血先竭，不能养荣故也。由是脾虚食减，火日渐升而嗽发，木气不充，发焦筋痿而多怒，治法以调心补肾为先。然古人有云，补肾不如补脾者，非为不补肾而补脾也，欲人节饮食，省劳碌，使脾胃无伤，则足以生精，输达灌溉五脏，上交心火，下交肾水耳。其用药不当用峻烈之剂，惟当温养滋补，以久取效。若投之太过，适足以发其虚阳，以虚阴之人，焉能受此酷烈哉？然不可因其有热，纯用甜冷，以伤肾气。夫独用热药者，犹釜中无水而进火也；过用

222

冷药者，犹釜中无火而添水也，非徒无益，而又害之。脉得微缓，神色不槁则生，脉急洪数，脸出如妆，喉哑声嘶者死。

十全大补汤，治劳瘵之要药。若病非劳瘵，而身体瘦软，绝无力气者，由平日作劳太过，血气两虚故也。滋血补中，急急服之，少不加调理，便成痨症矣。读书过耗精神，致成虚损，老人虚人，一旦言语不出，扣之不应，气虚力乏之人，夜不得寐，有于坐卧之间，似欲得人按捺，俱前方服之。

五心烦热，将欲成痨者，茯苓补心汤。

内自畏寒，盛夏不可单衣者，十全大补加附一片。

饮食减少，闻食即呕者，宜用快脾之剂，于补药中加砂仁、陈皮等辈是也。

有一等面色如故，肌体不瘦，外看如无病，内实虚损，须看其病从何部得来。

丹溪云：阴常不足，阳常有余，劳瘵之症，多是阴虚火动者，只宜补阴为主也。况南方火旺之乡，而南人之质，所禀多热，十全方内用热剂，且宜斟酌。劳瘵日久，火甚作泻，而世人多谓饮食欠调，不知饮食欠调作泻者，不无也，而病至将危，虚火作泻，纵能调理脾胃，而泻有不能已者矣。余每每医劳瘵者，恒病于泻也，故书之于此。或问劳瘵之证，未有不病嗽者，何也？盖人身以阴水为主，而肾实主之，肾既有亏，火炎于上，肺受煎熬，况金水为子母，子既受伤，母亦不保耳。世人欲保生调摄，先寡欲为上策，而服药则以集灵膏、固本丸先之。尝记古人云：矜持志节，劳伤乎肾，应乎骨极；预事而忧劳伤乎肺，应乎气极；意外思虑，劳伤乎脾，应乎肉极；尽力谋虑，劳伤乎肝，应乎筋极；曲运神机，劳伤乎心，应乎脉极，此之谓五劳应六极也。一损损于肺，皮聚而毛落；二损损于心，则血脉虚少；三损损于胃，饮食不为肌肤；此谓自上而损于下也，损过于此，病不可治矣。一损损于肾，骨痿不能起床；二损损于肝，筋缓不能自收持；三损损于脾，则肌肉消烁，此谓自下而损于上也，损过于此，病亦不治矣。若夫所谓七伤者，饮食不节伤脾，思虑太过伤心，色欲太过伤肾，起居无常伤肝，悲忧太甚伤肺，风寒暑湿伤于外，饥饱劳役伤于内，七情备之矣。

自 汗 门

凡伤风、伤暑、伤寒、伤湿、痰嗽等目，各见本条。其无病，不分坐卧而常汗者，曰自汗也，其病后多汗者，亦曰自汗也。夫肾主液，入心为汗，心热则汗出，由劳动伤脾，脾气伤则腠理不密，表虚卫气不固，荣血漏泄之故，属气虚阳虚。

气虚自汗，用黄芪建中汤阳虚者加附。

甘草　生姜　白芍药　桂枝　枣子　黄芪

劳倦自汗，少食，补中益气汤，或摘桑叶，焙干末之，米饮调服二钱。

火气上蒸胃中之湿，亦能作汗，服凉膈散。

胃实，并手足两腋多汗，大便闭者，大承气汤。

痰实，隔滞寒热，自汗能食，而大便秘，大柴胡汤。

饮食便汗出，慓悍之气，按而收之可也，宜服安胃汤。

阴间多汗，宜牡蛎粉扑之。

盗 汗 门

熟睡之中，不觉汗出，醒则不复出者，曰盗汗也。由心火炎甚，肺失卫护之故，属阴虚血虚。

治盗汗发热，属阴虚，用四物加黄柏。若兼气虚，加人参、黄芪、白术。

当归六黄汤

当归　生地　黄柏　黄芩　熟地　黄连　黄芪

煎服。或用青桑叶，焙干为末，米汤空心服。

治心虚多汗，豮①猪心一个，破开滞血，用人参、当归各二两，装入心内，煮熟，食猪心，不食二味药，不满三日愈。

小儿盗汗，不须治，宜服凉膈散。

凡不俱自汗盗汗，服止汗药不效，药愈热而汗愈多矣，只宜理心血为主，盖汗乃心之液，心无所养，不能

---

① 豮：音坟，阉割意。

摄血故也。

凡汗不治之症，如胶之粘，如珠之凝，淋漓如雨，揩拭不逮。

有因汗多而发虚热者，不当泥于热，宜用收敛之剂。汗出而有邪热者，宜小柴胡汤，其病人不渴，加桂五分。

虚炎门

虚炎者，下元虚而上气盛，阴阳不升降，乃致气促喘急，名曰虚炎，非喘类，乃气急也。苏子降气汤，则气顺而火下行矣。

短乏门

短乏者，下气不接上，呼吸不来，语言无力是也，皆由气虚所致，宜服黄芪补中汤。仍选一盛壮男子，吸自己之气，嘘入病人口中，如此数次亦可，为药力一助。若阳虚甚者，补中益气加附可也，惟多痰多热者忌之。

惊悸门 惊字之义谓心跳也，惊而跳故名惊，骇属火类，亦惊悸之属

古人谓：惊属心虚痰郁，悸属心虚停痰，戴元礼总谓，因事有所大惊，触忤心神，气与涎郁，乃成惊悸，

乃心虚胆怯所致。余谓有可惊而惊焉，非惊悸也，无可惊而忽然惊起，与不足惊而亦惊动者，乃惊悸病也，有时而作，非时时而作。肥人多属痰，瘦人多属血虚，然有痰者，血未尝不虚，而血虚者，未尝无痰，总以血虚为主，而痰则加痰药。古人云：心灵府也，为外物所中，终身不瘗，多思虑，多疑惑，病之本也。一男子心神不宁，病得女劳，服桑螵蛸、远志、菖蒲、人参、茯神、当归、鳖甲，等分，临卧用人参汤调服二钱，愈。

痰，用温胆汤。

半夏　枳壳　陈皮　茯苓　竹茹

眠多异梦，随即惊觉，前方加酸枣仁、炒莲肉，以金同药中煎服。

胆虚多惊，用

茯神　柏子仁　酸枣仁　熟地　人参　芍药　官桂
甘草

或用密陀僧研细，用茶调服一匕。

健 忘 门

健忘之症，古人谓其有始无终，言谈不知首尾。元礼以为所过之事，转眄遗忘，当兼看之，健忘之症悉矣。要之，由于思虑过度者有之，病在心脾也，宜服归脾汤。诗云：桂远人三四，天菖地亦同，茯苓加一倍，日诵万言通，此治健忘之方。

白术　茯神　人参　黄芪　酸枣仁　甘草　圆眼肉

木香

有痰去木香，加竹茹。

怔 忡 门

河间先生云：心胸躁动，言热甚于内，则神志躁动，乃少阳相火之热，心包络三焦之气。怔忡之症，古人谓其心中惕惕，如人将捕之，时作时止者也。元礼以为，久思所爱，触事失意，虚耗心血而成，或过该自咎，懊恨嗟叹，独语书空，若有所失，宜温胆汤加人参、柏子仁。

有痞塞不饮食，心中常有所憎嫌，爱处暗室，或倚门见人，则惊而避之，似失志之状，皆血不足也，宜补养心血。

痰饮怔悚，服

赤茯苓　赤茯神　半夏　麦冬　橘红　槟榔　甘草

煎服。

痫 门

痫者，头旋颠倒，手足触搦，口眼相引，胸背强直，叫吼吐沫，食顷乃甦。然有五种属五脏，总由痰涎壅塞迷孔窍，肝痫作鸡声，面色青，目反视，手足动摇，头反折者是也；心痫作马嘶，面色赤，心下热，气短张口，摇头反折者是也；脾痫作羊吼，面色黄，下痢腹

228

大，扬目吐舌者是也；肺痫作牛吼，面色白，口沫出，目直视者是也；肾痫作猪叫，面黑，目直不摇，如尸状者是也。又有鬲痫为病，身反，四肢不举者是也。肠痫为病，一身摇动者是也。痫病之得，起于儿初出腹，血脉不敛，五脏未成，将养失宜而得之者也，或在母腹中受惊，或幼时惊触，亦成此疾。然有因风者，因惊者，因食者，丹溪独主痰火，其所以致痰火者，未必无所因也，治法寻痰寻火，兼审其所因，则善矣。

星香散　牛黄清心丸　辰砂安神丸

癫狂门

热中消中则为癫狂之疾，盖肾水主志也，肾衰则心旺失志而癫狂，然经又曰阳明厥则癫疾欲走，知此病有属于胃者，不专在心部，宜兼参看之。

狂是心经有热，当于镇心药兼大黄泻之，后服安神药，切勿因其瘦弱减食，便以温药补之，亦不可谓其心经不足，以补心药治之，可戒！可戒！古人云：病有不可补者，狂居其一也，可戒哉。经云：重阳者狂，重阴者癫，而河间又云：多喜为癫，多怒为狂，戴元礼不分癫狂，但曰由七情所郁，遂生痰涎，迷塞心窍，不省人事，不知狂病，乃狂言妄动，踰垣上屋，弄剑持刀，詈骂不避亲疏者，是狂也。癫病，乃沉默嗔忿，愠愠不乐，僵仆直视，变异常情者，是癫也。狂因阳有余，神不守舍，癫因体虚血少，心火不宁；或有怒气忿郁，一时不得舒越者；或有思想不遂，久郁不畅者。总以治痰宁心治之。用辰砂丸加金箔、珍珠，或用牛黄清心丸，痰者用导痰汤下辰砂丸，妙。

言语失伦，常常戏笑，或发狂疾，乃心虚也，用

菖蒲　茯神　当归　橘红　远志　人参　甘草　半夏

加姜煎，或加竹沥更妙。

精神恍惚，喜怒不常，默默无语，时或错乱，有癫之意，不如癫之甚，乃心风也，宜星香散加石蒲、人参各半钱。

心神不安，言语失次，夜卧不熟，以宁志膏服之，用

辰砂　乳香各半两　酸枣仁　人参　茯神　琥珀各七钱半

末之，灯心汤调下二钱，或薄荷汤。

不寐门

不寐者，清清然，终夜终日略无睡意也。有病后虚弱者，有年高阳衰者，有思虑过度，亏损心血者，有痰在胆经，神不归舍者，有失意不得志者。虚用六君子，加炒酸枣仁、炙黄芪，痰者二陈，加竹茹、炒酸枣仁。余治一老年不寐者，用一味酸枣仁炒熟，每饮粥，调和粥内服，半月沉睡矣。尝记古人云：老人卧而不寐，少壮寐而不寤，盖少壮血气盛，老人血气衰耳。观此，而

230

不寐之由，可知矣。

大抵惊悸、健忘、怔忡、不寐，心风诸症，皆是痰涎沃心，以致心气不足。若用凉心之剂太过，则心火愈炽，痰涎愈盛矣，惟当以理痰为第一。

口 苦 门

口苦者，口中味惟觉苦也，久因谋虑不决，致胆汁上溢，故口苦也，何也？盖肝主谋虑，而胆为决断之官也，宜服泻胆汤，用

龙胆草　五味　山栀　柴胡　黄芩　人参　知母甘草　麦冬　黄连

口苦多睡，神思不宁，宜服茯神麦冬汤。

大凡口苦，用心过度与房劳过度者皆然，火主心，心味苦故也。

口 甘 门

口甘者，口中滋味惟觉甘也。原其由，多因过食肥美五味，热蓄在脾所致也，宜服泻黄散。用

藿香　山栀　甘草　防风　石膏

煎服。

口甘之人，必致中满，宜淡薄滋味为上。

渴 门

诸病中，皆生渴，其曰渴者，因其无病而自渴，与病瘥而渴者言之也。无病渴者，宜五苓散；病瘥渴者，四君子汤加木瓜一钱；其有肾虚而渴者，四物加人参、木瓜；有无病忽然大渴，少顷又定，只宜蜜调汤服之；酒渴者，干葛汤调五苓散。尝见无病而口渴，虽饮水饮茶，皆不解，食稀粥一盏而渴止，其故何也？因胃热生渴，米谷之味，滋补胃气，胃气足而邪热自退故也。

疸 门

疸有五种，详于《纂要》中矣。其疸病之根，皆由脾胃湿热，然湿热又当别其轻重，湿甚者如薰黄而晦，热胜者如橘黄而明。盖脾主肌肉，土色本黄也，然有湿热，瘀而伤血，此谓血证发黄，与黄疸何以辨别也？小便不利为黄疸之黄，小便利者为血证之黄耳，凡疸病渴而腹膨者，寸口无脉，鼻出冷气，形如烟薰，摇头直视，环口黑色，皆不治也。至于时气伤风、伤寒、伏暑，解散未尽，蓄热在脾，及宿食未消，亦发黄疸，有诸失血后，多令面黄。盖血为荣，红润者血荣之也，血去则面见黄色，宜服养血之剂。有病疟后多黄，盖疟多属脾，脾受病，故色亦见其黄也，理脾为先。有饮酒即睡，酒毒薰肺，肺主皮肤，为酒毒薰蒸，故外发于皮，治当兼脾肺二经可也。其有因饱作劳，脾气不舒，谓之黄肿病，乡人耕作者，多有之也。诸疸，若口淡，心跳不宁，耳鸣脚软，当作虚治，不可过用凉剂，强通小便，恐肾水枯竭，久而面黑，不能治矣。

黄汗不止，用黄芪茵陈散。

黄芪　赤芍　茵陈　石膏　麦冬　甘草

瘀血发黄，宜桃仁承气汤，轻者，犀角地黄汤。

伤食门 附伤酒

伤食者，恶食，右寸脉必紧弦。食伤，则脾不运，积于中，而成痰生热矣，宜二陈汤加白术、山楂、川芎、苍术。故曰：饮食所伤，则伤胃，若劳役所伤，则伤脾矣。故恶食者，以强胃气为先也。盖食气入胃，散谷精之气，输于肝以养筋，输谷精之气归于心以养脉，脉气得养，经气归宗，上朝于肺，肺受百脉之精，而输于皮毛。是以食之养人，所系甚大，勿宜有伤，勿宜视为小病，而不加以调理。然其所伤，必先审其病者，或为谷所伤，或为面所伤，或为鱼肉所伤，或伤食之冷者，或伤食之热者，随其所伤而调治之。勿概视为伤食，而徒加之山楂消导等辈。且又视其人之强弱，而与之消导合宜，庶不致虚虚实实也。

因酒为痛，或呕吐，或腹胀，用葛花解醒汤。

忧郁伤脾，不思饮食，炒黄连、酒芍药、香附末，姜汁饼丸。

湿痰气滞，不喜谷，若伤食者　三黄丸加苍术、香附。

积热门

积热，非伤风寒之热，乃积聚之热也。夫人劳役过度，水不制火，乃动心火生热，从而制之，何至积热？惟不能调摄求静，今日热矣，明日复加而不散，后日愈热而不清，使热毒郁积于脏腑，或在心肺，令人口苦咽干，唇燥烦渴，精神短少，懒于动作，眼涩多泪，口舌生疮，小便秘涩。然有惯服丹药，或嗜食炙煿，皆能致热，大抵多出于心部。从其病人虚实调治之，实者用凉膈散，或三黄丸，虚者清心莲子饮，加山栀、黄柏主之。

好酒之人，酒毒蕴热，乃致上膈烦渴，宜服鸡苏丸。

银柴胡　生地　麦冬　木通　人参　阿胶炒　蒲黄炒　薄荷

为末，蜜丸，并治诸血诸淋，胃热口臭，肺热喉腥，脾疸口甜，胆疸口苦之症。

痼冷门

寒在人身，年久长固者，曰痼冷也，寒极至盛，曰冷也。多因真气既微，胃气不实，复啖生冷冰雪之物，

234

致肠胃虚寒。阴既停凝，阳不能止，大便洞泄，小便频数，鼻多清涕，呕吐涎沫，水谷不化，肠胃绞痛，肚腹如冰冷，是痼寒之症也。或有身寒汗出，经曰"阴气有余，多汗身寒"是也，身必鼓慄而寒，脉沉细伏匿，手足厥冷，或逢寒咳嗽，或癞疝大作，治宜以热。故经曰：寒者热之，此之谓也。附子理中汤乃治寒之通方也。然又闻古人云：治寒之剂，不可纯用刚剂，在乎温补，惟于滋补气血，调理脾胃，各加姜桂，所谓精不足者，补之以味也。尝闻古人"冷劳"之论，曰冷劳之人，气血枯竭，表里俱虚，阴阳不和，精气散失，则内生寒冷，皆由脏腑久虚，积冷之气，遂令饮食不消，心腹积聚，脐腹疼痛，面色痿黄，口舌生疮，大肠泄痢，手足无力，骨节酸疼，久而不痊，转加羸瘦，是亦痼冷之类欤。

脾 胃 门

凡人之生，皆以脾胃为本，脾胃之气无所伤，而后能滋养元气，若脾胃之气既伤，而元气不克，诸病所由作也。故曰：人以胃气为本，惟其为本也，是以得其本者，则谷气上升，生长令行，其人则寿，所谓"安谷则昌"者是也，苟失其本，则谷气下流，收藏令行，其人则夭，所谓"绝谷则亡"者是也。调摄之法，宜审其虚实，别其所伤之由。伤于饮者，饮乃无形之物，或微汗散之于表，淡渗利之于下；伤于食者，或损谷以和之，或强脾以磨之；果因食伤停滞，而作闷乱者，吐、下以夺之；伤于冷者，温之；伤于热者，清之；寒热共伤者，各从其性以和之；伤于鱼肉果品之类，求其气之相克而相制者用之，此皆以有形之物见伤，故驱逐消导，不能已也。若劳倦所伤，使元气下陷，而为中气不足之症，又当升补气血，以温养调和之，此其大略也。若究于调治之法，则东垣先生《脾胃论》内外伤辨，不可不看。

脾胃不调，不思饮食，服四君子汤无停滞者宜服。

人参　白术　茯苓　甘草

有痰加半夏、橘红，冷涩、恶，加木香、白豆蔻、砂仁。

脾虚兼湿，服平胃散加人参、白术、茯苓。

呕吐加藿香、半夏，泻加白术，食积加山楂、麦芽。

脾胃虚冷，易饱，恶心，服豆蔻橘红散腹怕寒喜暖者是也。

甘草　木香　白豆蔻　干姜　人参　厚朴　半夏曲　陈皮　藿香　白术

姜、枣煎。或香砂二陈汤亦妙。

劳碌过度，乃致脾气不足，气乏无力，不时寒热，上午增剧，时欲眠卧，五心烦热，用升阳补气汤。

羌活　独活　防风　白芍药　柴胡　白术　泽泻　茯苓　人参　甘草　半夏　黄芪　黄连　陈皮

脾虚食减，发热，咳嗽气喘，用人参调中汤。

黄芪　桑皮　人参　甘草　茯苓　五味　白术　地

236

骨　麦冬　陈皮

又方**参苓白术散**

白术　人参　甘草　山药　茯苓　扁豆　莲肉　苡
仁　砂仁　桔梗

医学钩玄卷之七终

237

卷之八 女 科

经 候 门

经水，阴血也，名曰天癸者，从天真之气，而水于是乎行，癸，北方水名，故曰天癸也。乃阴从乎阳耳，禀于火色，故其色红，行经有常，故又曰月经。妇人以血为本，必须血胜于气，气多就是火，多火则伤血，故曰：阴常不足，阳常有余，岂独丈夫然哉？女子亦然也，况妇人多气，而其病倍于丈夫。其所用，血上则为乳，下则为月水，故必气血和平，阴阳调顺，则精血聚，而胞胎成，胞胎已成，则心肾二部之脉，其动也应手而疾。盖心之所主者血，肾之所主者精，精血交并而成，精盛为男，血盛为女，理之自然也。世人不知此理，以妇人无子，谓子宫虚冷，投以艾附温热之剂，煎烁真阴，精既受伤，血亦不足，徒使阳火燥烈，致生他病，以至危殆者多矣。是以妇人若遇经行，最宜谨慎，将理失宜，与生产一般受病。行而成块者，气之凝也；行而作痛者，气之滞也；行后作痛者，气血两虚也。色淡者亦属血虚，有水以混之也；其过期色淡者，痰多也；错经妄行者，气之乱；紫者，气之热；黑者，热之

238

甚也，黑为水之本色，紫必渐入于黑者，热甚必兼水化也；将来作痛与先期作痛者，亦气之滞也；行后作痛与过期作痛者，虚而有热也，血气虚者亦有之。先期者，血热也，若肥妇人则兼痰治；过期者，血少也，经不调而血色淡白者，气血两虚也；过期，紫色成块而作痛者，气滞与血热也；肥人先期而行多者，痰多与血热也。

经水将行作痛，用

当归　川芎　芍药　桃仁　香附　枳壳　黄连　柴胡　丹皮　玄胡索

经水行后作痛，用

当归　川芎　熟地　芍药　黄芩　黄连

如血气两虚，脉微而涩者，八物汤加减，其身热者加黄芩、地骨、生地、阿胶。

过期而行作痛，用

当归　川芎　白术　芍药　生地　黄芩　人参　阿胶　柴胡　牡丹皮

先期经行，用

当归　川芎　芍药　生地　黄芩　黄连　柴胡　茯苓　陈皮　牡丹皮

肥人加半夏、天花粉、贝母、香附。

经候过期，用

川芎　当归　熟地　麦冬　人参　陈皮　甘草　白术　酒芍药

肥人加痰药。

经候或先或后，血色痰^①白，用

人参　白术　川芎　当归　黄芪　芍药

腰痛加阿胶、玄胡索。

经候过期，紫黑血块，用

当归　川芎　芍药　生地　黄芩　丹皮　枳壳　香

附　柴胡　甘草　茯苓　苏梗　桃仁

经候过期，色淡，其人肥壮，用

白术　半夏　橘红　甘草　茯苓　川芎　当归

经枯血闭门 胞脉属心络胞，中气上迫肺，
心气不得下通，故月事不来，胞脉闭矣

　　经曰：二阳之病发心脾，有不得隐曲，女子不月，此言心脾受病，经候不通也。然有气体虚弱，外感风寒，内为七情，伤冲任之脉，手太阳、少阴之经，致胞络血绝不通者。有经水来登厕，时为风寒入于胞络者；有少时有所大脱血，或醉后入房，气竭肝伤者；有血气俱衰，津液不生，渐成骨蒸潮热，咳嗽吐衄者；有思虑劳苦，心脾致虚者。及观先辈有云：凡妇人女子，多有脾胃损伤，以致经候不行，不可便作经枯血闭治，轻用通经破血之剂，遇有此症，须当审其脾胃何如，若脾胃无病，果有血块凝结，宜行血通经。余家有家人妇，年

---

　　① 痰：同"淡"。

240

十八矣，经只行一次而就闭，病肚痛，饮食不进，此正二阳之病发心脾，其传为息贲，死不治也。要之，经枯者，言经水虽行，而血渐渐减少，日至枯槁不荣也；血闭者，血行顿然绝止，而不行也，二者少有分别。若果气血有余，瘀积不行，方宜顺气散血，乃推陈致新之意，除此，须当随症用药，虚者补之，结者散之，寒者温之，可也。其产子女者，经候全断，虽不食乳，经亦不行，此曰儿戒，又非血闭之例。

血虚经闭，潮热痰嗽，用

茯苓　柴胡　白术　麦冬　鳖甲　地骨　生地　桑皮　赤芍　桔梗　甘草

自汗者加黄芪，或用补中益气汤。

经血被热煎熬，渐渐不行，四肢乏力，日晡生热，嗽痰不止，用

柴胡　人参　陈皮　茯苓　川芎　当归　生地　地骨　芍药　麦冬

自汗，减柴胡，加黄芪。

经候因瘀血停积，脐腹疼痛，用

没药　血竭　桂心　归须　蒲黄　红花　木香　胡索　赤芍　桃仁

上为末，酒调服二钱，或用杜牛膝①捣汁大半盅，以玄胡索末一钱，香附末一钱，枳壳末一钱，早服，用

———————

① 杜牛膝：恐为"怀牛膝"之误。

241

酒下。

月候正行，误饮冷物，以致闭绝，腰腹疼痛，用

归须　红花　桃仁　甘草　乌药　苏木　官桂　没药　木香　香附

水酒煎服。

肥妇身躯脂满，经闭不行，用

半夏　南星　橘红　茯苓　枳实　甘草　川芎　黄连

忌用地黄，泥膈故也，如用，以姜汁炒之。

因寒气所抟，致经候不通，用四物汤加蓬术、炒干姜，室女去干姜，加生姜，煎服。

崩　漏　门

气乃血之配，崩漏之症，多因气所使，气属阳，血属阴，故经曰：阴虚阳搏，谓之崩症，由于气之热也，明矣。此因劳动过多，损伤脏腑，而冲任脉虚，不能约制耳；或乘经行交合，致伤血络，经漏淋沥，名曰沙淋，其色杂而不一。崩症只是血崩，沙淋间以淡水，久则臭味不可近者，妇人犯此，切忌身热。

血崩，用

川芎　当归　芍药　生地　荆芥　蒲黄　地榆　人参　白术　棕榈毛灰　阿胶

血崩过极，心神恍惚，身热嗽痰，用

川芎　当归　芍药　熟地　人参　紫苏　陈皮　茯

242

苓　半夏　甘草　前胡　干葛　木香　枳壳

名茯苓补心汤。

血崩，肾虚腰痛，发热

地黄　人参　黄芪　黄柏　茯苓　肉桂　当归　丹皮　阿胶　川芎　荆芥

崩中不止，结成血片，状如鸡肝，夜不得睡，四物汤加阿胶、酸枣仁、人参、茯神、乳香。

余尝谓，崩漏之症，乃是血得热而错经妄行。东垣以为，主寒不主热，其理未明也，岂东垣生居北乡，非人犯寒者多乎，细而再思，断不可以为寒也。有妇人崩血过多，而生寒战发寒热者，俱是血虚火旺之故，故曰：急则治其标，用白芷汤调百草霜、棕榈灰遏之，可知矣，但久崩之后，药不宜纯用寒凉，致损脾胃。但有湿热居下，以致崩中者，久崩之后，用六味地黄丸治之，无不奏验。然有久崩之后，而妇人血热不已，火见于色，又不当以此论也，以三补丸加香附、龟板，末之，炼蜜为丸，服。

带下门

先辈有云：带下者，生于带脉之下，带脉在腰，如带之状，故云带也。或因风气寒热所伤，或产后早起，不避风邪，入于胞门子脏吁，其言可谓谬妄矣，独不观河间之论乎，盖带下，乃任脉湿热病也。任脉所以系胞胎者，自胞上过带脉，贯脐而上，其病发正在过带脉之分，而淋沥以下，故曰带下也，犹热气薰蒸于物，而生津也。病带甚者，多主头目昏眩，口苦舌干，咽嗌不利，小便赤涩，大便秘实，脉实而数者也，带为湿热之证明矣。丹溪以为，胃中痰积流下，渗入膀胱，余每见妇人黑瘦无痰，而病带下者，恐非尽属痰积下注也。夫既曰痰积，而有赤带者，岂痰积亦赤乎？总不如带下是湿热为病，白者属气热，赤者属血热，斯言得之矣。古人用五苓散合四物汤治带，其术甚高也。近见医带下者，每用辛香燥热之药，病之微者，虽或偶中，其势甚，而火郁固结不得开通者，旧病转加，热症新起，可不戒哉？若遇寒月，稍加姜、桂，亦临机应变也。

气虚带下者，四苓入参、术。

血虚带下者，四苓入芎、归。

肥人带下者，导痰汤加苍术、川芎、海石。

瘦人带下者，滑石、樗皮、川芎、海石、青黛末之，蜜丸服。

一方治白带，用葵花炒服。

胎前门

夫胎者，父之精，母之血，交媾而成者也。精胜则阳为主，胎成于左子宫，而为男；血胜则阴为主，胎成于右子宫，而为女。血气虚损，不能荣养，其胎自堕。其堕胎也，或过劳，或过怒，或负重，或误服伤胎药，或跌扑，或不谨，或过服寒冷，皆足以伤胎者也。故胎成之后，保护为上，于凡可以堕胎者，皆谨守勿犯，其饮食之间，于胎中宜避者，勿食之可也。其有胎动胎漏之症，皆致下血，欲别其症，腹痛者为胎动，而不痛者为胎漏耳，胎动宜行气，气顺而胎自安，胎漏宜清热，热清而漏自止。古人云"胎前毋滞"，无使气滞也，乃用瘦胎饮，夫瘦胎饮，宜于安逸富贵奉养者，若贫苦辛勤之妇，断不宜服。是以古人有枳壳散之戒，言服之胎易堕也。胎成之后，不必问其有病无病，即以苓、术二味为丸，服之甚妙。

胎成三月之后，见食则吐，心中痰逆恶心，名曰恶阻①。言恶心阻住，其饮食不能进也，肥者是痰，瘦者是热，用茯苓半夏汤或用二陈入白术，末之，水丸服。

茯苓　半夏　旋覆　陈皮　人参　桔梗　芍药　川芎　甘草　白术　黄芩

胎病恶阻，体虚心烦，用

人参　橘皮　茯苓　麦冬　白术　半夏　芍药　甘草

成胎之后，胎气不安，或腹微痛，或腰间作痛，或饮食不甘，用安胎饮。

白术　人参　熟地　当归　白芍药　川芎　陈皮甘草　砂仁　紫苏　条芩

胎前腹胀，用枳壳、黄芩，末之，服五钱。

---

① 阻：同"阻"，下同。

胎前心痛

芎 归 茯苓 厚朴

或用白术 赤芍 黄芩

兼治产后心痛。

芎 归 肉桂 干姜 茴香

血崩心痛，并半产，下血过多者，用乌贼鱼，墨炒为末，汤调下此鱼腹中有墨汁，见人则吐墨以蔽身

胎动，逆上作喘者，用条芩、香附，为末，砂仁汤调下。

胎动不安，血虚发热，苍瘦妇人多有之，用

当归身尾 人参 地黄 芍药 陈皮 白术 黄芩 川芎 黄连 甘草 阿胶 炒黄柏 桑上羊儿藤七叶圆者，即金银藤是也

加糯米十四粒，煎服，如痛，加砂仁。

胎成之后，下血淋沥，名曰胎漏，属气虚、血虚、血热，要之，属血热者多，盖气血既虚，未有不生热者也，以补气血药中，加以凉热之剂，用

当归 川芎 川续断 白术 香附 阿胶 人参 茯神 甘草 黄芩 陈皮 生地

胎前跌扑，或为重物所压，胎动，腹痛下血，用砂仁炒末，热酒调服。

胎前心惊胆怯，终日烦闷，名曰子烦，用竹叶汤。

川芎 当归 茯苓 麦冬 黄芩 竹叶

胎前大小便秘涩，用

枳壳 赤茯苓 大腹皮 甘草

末之，葱白汤下。

胎前中风发搐，不省人事，名曰子痫，用羚羊角散。

羚羊角　独活　酸枣仁　五加皮　薏苡仁　当归
川芎　茯神　杏仁　半夏　甘草

姜煎。

胎前面目虚浮，肢体肿如水气，名曰子肿，用全生白术散如肥气实者湿痰为苦，山栀一合炒，末之，米饮吞下

白术　生姜皮　大腹皮　陈皮　茯苓皮

末之，米饮下二钱，不拘时。

胎前小便不禁，用桑螵蛸十个，末之，米汤下。

胎前肿如水状，行步不便，喘闷，脚趾间有黄水出者，名曰子气。

天仙藤洗略炒　香附　陈皮　甘草　乌梅等分　苏叶

末之，姜汤调服三钱。

胎前下痢

黄连　砂仁　川芎　阿胶　白术　乳香　枳壳

末之，丸服。

胎前小便涩，遂成淋沥作痛，名曰子淋，用安荣散。

麦冬　通草　滑石各三钱　当归　灯心　甘草各五钱
人参　细辛各一两　末之，麦冬汤服。

胎气不和，逆胀满痛，名曰子悬，用紫苏顺气饮。

大腹皮　川芎　芍药　陈皮　苏叶　人参　甘草
当归　黄芩　香附

或只用砂仁一味，炒末，酒调下。

胎前胎热，用三补丸加香附、芍药，末之，丸服，或以三补丸，用地黄膏为丸，服。

胎前咳嗽，用贝母炒为末，砂糖丸，夜含化。

胎前吐血，用

人参一钱　蒲黄一钱　小蓟一钱半　当归一钱　地黄一钱　川芎一钱　乌梅一个

胎前尿血，阿胶一味，炒黄，食前以粥饮调下二钱。

胎前伤食，勿宜多用消导峻利之剂，虑动其胎，惟白术散稳当。

白术　枳实　山楂　神曲　麦芽　香附　砂仁　炒黄连

胎前四五月间，腹忽绞痛，用大枣十四个，烧焦为末，童便调下。

胎前临八个月时，宜服束胎饮。

大腹皮　人参　陈皮　白术　白芍药　苏叶梗　枳壳　砂仁　炙甘草　归身尾　黄杨脑　葱叶

夏月加黄芩、连，春月加川芎，气怒加柴胡，不食加砂仁、门冬。

先期而产，宜凉血安胎，后期而产，宜补血行滞。

胎前临九个月时，宜服达生散。

黄芩　人参　白术　滑石　枳壳　香附　陈皮　甘草　腹皮　紫苏　芍药　黄杨脑

春加川芎，夏加黄芩，气虚倍参、术，气实倍香

248

附、砂仁，血虚倍当归、地黄，形实倍紫苏，性急倍黄连，热多倍黄芩，湿痰倍滑石，加半夏，伤食加山楂，食后易饥加黄杨脑。

胎前九月而瘖，无治，当十月而复。瘖，言不出也，足少阴脉养胎，脉系舌本，为胎气所约，不能言而瘖也。

十月满足，正临坐褥，用

当归全身　川芎各一钱　白芷五分　条芩一钱　陈皮一钱　香附一钱　甘草三分

煎成，加益元散一钱，体虚人加人参一钱，服之。

胎前口噤，角弓反张，乃风寒湿乘虚而感也，用桂枝、芍药、独活、防风、甘草。

临产下痢，栀子烧灰末之，汤调下。

产 难 门

产难者，临产不易下胎，生路不顺也。有因气虚者，有因气滞者，有因血虚者，有因胎气太肥，有因临八九月不谨者，有因将产时遇腹痛，不肯舒伸行动，曲腰眠卧者，有因过于安逸者。当产之时，不问产之难否，须先备催生方药，宁备而不用。凡妇人成胎之后，尝以产难为虑，凡可以避产难之因，皆当谨护调养，而勿犯焉。

予尝备考诸书，娠妇犯病，与无胎者不同，故用药亦当详细，勿致动其胎可也。故检古方中，多有不可轻用者，以其用药峻利酷烈，然有不可废者，采而记之，以备参考。

胎前伤寒表虚_{自汗而热者是}，四物加桂枝、地骨皮。

胎前伤寒表实_{无汗身热者是}，四物加麻黄、细辛。

胎前中湿，四物加防风、苍术。

胎前伤寒，发红癍，四物加升麻、连翘。

胎前伤寒，胁痛发热，四物加柴胡、黄芩。

胎前伤寒，秘结气满，四物加大黄、桃仁。

余尝考经中云，妊妇虽服毒药，而胎不堕，其毒药必非下胎之药，如大黄、朴硝之类是也。

胎前伤寒，汗后，嗽痰不止，四物加人参、五味。

胎前伤寒，汗后虚痞，四物加厚朴、枳实。

胎前伤寒，汗下后不得眠，四物加栀子、黄芩、人参、酸枣。

胎前伤寒，小便不利，四物加茯苓、泽泻。

胎前伤寒，小便如血，四物加茯苓、琥珀。

胎前伤寒，汗下后血漏不止，四物加阿胶、艾叶。

催生方，用当归、川芎，煎调益元散。牛膝一味，煎膏服；或吞马槟榔；或用黄葵子四十九粒，研末，酒服；或以白芷，百草霜调服。子在母腹中，不得转动，脚先出者谓之逆生，须臾不救，以绝子母之命，急用绣针于儿脚上针三五次，用盐少许涂之，仍用乌蛇退、蝉壳、胎发烧灰，酒调服，仰卧，霎时即顺生矣。

逆产，子死腹中，当归末酒调服。或用麝香半钱，官桂三钱末之，温酒服。或用朴硝五钱，酒下，亦治胎衣不下。

产后门

初产之妇，好血未必亏，污血未必积，脏腑未必寒，不必妄加以药，但要起居有方，饮食有节，调护无间。设或生病，不可发表，气病治气，血病治血，其将理之宜，全在日用饮食。油腻脂膏、辛辣爽口，凡可以损脾胃、伤气血者，切宜忌食，只用甘淡之味，一月之后，方与少肉，又不可尽意啖之。其风寒房劳，尤宜谨戒者也，医者须以产后毋虚之句为念。

产后血晕，乃虚火载血而上也。

苏木　人参　童便

三味以酒煎服。或用鹿角灰末之，酒调；或用韭叶细切，盛于有嘴瓶中，以热醋沃之，急封其口，以嘴塞产妇鼻中；或以漆器烧烟；或半夏为丸，塞鼻中。

产后气血两虚，身热

人参　黄芪　黄芩　陈皮　甘草　川芎　炙甘草　茯苓　归身尾　炮干姜

方产之时，先将芎、归各五钱，益母草一两，煎熟，待产儿一下，就以此药服，虚者加人参，气壮者不用服之，庶免产后一切诸疾。余山妻，产时几至晕去，急进此药，至床前，鼻间即闻异香，一入口，不觉眼目生光，精神顿至，即醒人事。

产后去血过多，火聚肺中，气逆作喘，此为危症，

251

用独参汤、大味芎归汤。若恶血冲上作喘，用血竭、没药末之，童便调服。若因忧恼发喘者，芎归加桑皮、杏仁。若伤外邪发喘者，芎、归、旋覆花、半夏曲、柴胡、杏仁、茯苓、前胡。

产后中风，切不可作风治，而以中风药投之，只用荆芥、炒当归等分，末之，服三钱酒下。

产后吃逆，用肉桂五钱，姜汁三合煎，以手涂药汁于背，或以干柿，热呷下

产后泄泻，用

白术　川芎　茯苓　干姜　滑石　陈皮　人参　半夏　神曲

产后发寒热，腹不痛者，必是气血虚耳。辨其左脉不足，血药胜，右脉不足，气药胜。如腹痛手按不可近，必是恶血未尽也，当去之。

产后疟，或污血挟寒热而作，消导其污血。虚者加参、术、芎、归，实者红花、桃仁。食积者山楂、麦芽、柴胡、半夏。勿轻用常山、草果暴悍之剂。必明辨的真是疟，方可用疟剂，多有发寒热似疟者。

产后痛风，用

牛膝、当归、桂心、白术、黄芪、独活、生姜、葱白。

产后遍身青肿，疼痛，用牛膝、麦蘖二味，填实瓦罐，煅过研末，酒服。

产后口鼻黑，气起衄血，名曰胃绝肺败，不治，用红线一条，产妇顶心发一条，两条紧系中指节。若中风

鼻衄，以荆芥末之，童便调服。

产后血晕入心，谵妄颠倒，没药、血竭末之，童便服，恶血行而病止矣。或调蒲黄，末之服。若作见鬼神者，用没药、琥珀、桂心、芍药、当归、麝香、细辛，末之，用酒调服。

产后阴燥，欲坐井中，若指为热而以寒药投之，周身之火得水升走，不亡何待？若阴虚极而发躁者，皆然也，若非从阴虚，宜从火治。

产后水肿，用

当归　川芎　地黄　白术　黄芪　苍术　茯苓

产后败血流注，四肢面浮肿下午肿甚，肿处或有血痕者是，用五皮散。

五加皮　地骨皮　生姜皮　桑白皮　茯苓皮　牡丹皮

次用调经散。

当归　肉桂　琥珀　麝香　细辛　没药　赤芍药

末之，酒调服。

产后渴，用

竹叶　甘草　人参　茯苓　半夏　麦冬

枣、姜煎。

产后瘖，用

人参　菖蒲　生地　川芎　细辛　防风　辰砂

末之，蜜丸，薄荷汤下。

产后口眼歪斜，不可作中风治，必须大补气血，次用痰药，或用菖蒲汁饮。

产后头痛，用芎、归为末，酒服二钱，感风邪者，四物加羌活、防风。

产后身上起块如米粒，热如火，用桃仁烂研，腊月猪脂敷之。

产后血入肺经，面黑发喘，用人参苏木饮。

人参一两　苏木二两

煎服。

产后虚寒腹痛，四肢厥冷，用理中汤。

人参　白术　干姜　甘草

作丸服亦可。

产后筋脉相引而急，俗名曰搐，乃热胜风搏，汗多虚症，无汗实症，胎前病者多实，产后病者多虚。虚者用参、芪、甘草、芍药、升麻，以祛风涤热之剂，从虚实加减。

产后口噤，角弓反张，乃因虚遇风挟痰也，宜服人参、竹沥之类。

产后血少，致大便不通，实者用润肠汤。

升麻　甘草　红花　大黄　归梢　桃仁　麻仁　熟地　生地

服药便通即止服，其虚者，只可用蜜导法，或用猪胆法。

产后小便不通，用

当归　茯苓　芍药　甘草　木通　陈皮　白术　灯心

产后崩中，下不止

254

乱发灰一两　　阿胶二两　　干地黄四两

末之，丸服，或用桑皮煮服。

产后狂言妄见，病同癫狂，乃血虚不能养心，亦是水不制火之症，大补气血，兼以引心经之药，如人参、荆芥、远志、茯神之类，服之自验。

半 产 门

半产者，月不满十，或三月、五六月，堕胎者是也。有因血虚，有因气虚，有因跌扑，有因重物反压，有因房事不谨，有因误服胎忌之药。大凡半产者，多在三个月左右，孕至三月属相火，所以易堕，堕胎之脉必大而无力，或涩而短。古人云：半产难于大产，大产如果熟树上，气候完全，自然脱落，小产如生果，强用摘采，未免伤树，故成胎之后，须大加保摄，调养气血可也。凡病半产，俟后成胎，照前堕胎月期，多服保孕养气血之剂，庶不再堕。其堕胎之后，病症与大产用药相同，毋以半产而忽之也。余先妻半产，因不加调摄，遂不成胎，终以气血不足，成病而卒。

半产，有形胎未下，用四物汤加芒硝煎服。

载详，产后发寒热，头作痛，不可便作外邪所伤，先审其乳汁欲行否。乳汁不行，发寒热者，用通草、瞿麦、柴胡、天粉、桔梗、白芷、青皮、木通、连翘、甘草，煎服，更摩乳房。乳汁行过而发寒热者，必先审其少腹痛否，痛则用芎、归、红花、桃仁治之，腹不作痛而发寒热者，定是血虚，或劳力所致也，以大补气血治之。非关血虚，而为饮食所伤，发寒热者，用枳实、山楂、砂仁、半夏、茯苓、白术、陈皮治之。非关饮食而果是风邪所伤，必其发热无有间断者也，用芎、归、柴胡、桂枝、芍药、人参、半夏、黄芩治之。半产者，照依此法，无子食乳，当消其乳，用麦芽二两，炒为末，分四服，汤调下。

下死胎，方用

当归　川芎　大黄末

又方，用朱砂一两，水煎数沸，为末，酒调服。

有孕，不欲成胎者，用

当归　川芎　怀牛膝　蓬术炮　官桂　红花

煎服。

又方，用大枣一枚，去核，入韶粉一指尖，湿纸包，煨熟，空心酒嚼下，一日三四枚，亦下死胎。

血气为病门

妇人多气少血，气多则血益少，故血气为病，每每兼致，气顺血顺，气逆血逆，气寒血寒，气热血热，气滞血滞。故先调其气，而血自理。逆者顺之，寒者温之，热者凉之，塞者通之，不然必致气积血积，或成癥痕，或生积聚，虽因痰因食，莫非气与血所致者也。

积血作疼其疼朝轻暮甚，日晡发热，小便自利者是也，用

当归一钱　甘草　木香各五钱　香附二钱　乌药一钱半

256

煎服。

积血不行，结成血块，形涉癥瘕，用

香附四两　桃仁二两　海石醋煮二两　木香　大黄二两
红花一两　归须　川芎　莪术

煎服，块上再用琥珀膏贴。

气刺作痛，用

木香　槟榔　乌药　沉香　枳壳

酒磨汁，和砂仁，酒调服。

载详妇人诸积不一，一曰疝，在腹内，近脐左右，一条筋脉，遇气逆或感寒则痛起，其筋大者如臂，小者如指，若弦之状；二曰癖，生在两肋之间，怒恼气逆，痛发而显；三曰癥，在腹内或肠胃之间，推之不移；四曰瘕，月候来时，或食生冷，脾虚不能消化所成；五曰血癥，乃恶血凝结，积年不散；六曰痞，或痰、或饮食、或血，皆足以成，但是推移乃动者。采集诸方，附开于后。

桂枝桃仁汤

赤芍　桂枝　生地　桃仁　甘草　干姜

川山甲散

川山甲　鳖甲　赤芍　大黄　桂心　川芎　芫花
当归　麝香

末之，酒调二钱，下血后，以调理气血药补之。

产后无乳门

乳汁不行，有气血壅盛而不行者，有气血衰涩而不行者，其气血盛宜服通利之药，其气血衰宜服滋润之药。盖妇人之乳，资于冲脉，与胃经相通者也。大抵妇人素有疾在冲任脉者，乳汁少而其色带黄，所生之子亦怯弱多病。凡生子得乳，母之血气盛而乳汁浓白者，子亦易大，病亦不生，当以猪蹄、鲫鱼之属，羹臛之味，助其精液。

通乳汁方

土瓜　漏芦各三两　甘草二两　通草三两

煎服。

一方用赤豆煮粥食之。

产前乳汁自出门

未产之前，乳汁先出，名曰乳注，多是身虚血热。盖血在妇人，下为月经，上为乳汁，宜服凉血补血之药。大凡犯此乳产者，生子多不育，何也？盖母安则子安，母既有病而乳汁先出，则其胎受毒可知矣，若乳急痛而出者，宜以温帛熨之。

产后阴脱门

阴脱者，阴户内脱下，若脱肛状也，或有脱出，片如手掌，有谓之子宫者。病起于胎前劳伤，或坐产之时过用其力，或平素血气虚弱，须当大补气血，兼收提之剂可也，用

人参　黄芪　当归　升麻

煎服，再用五倍子泡汤浸洗，再用蛇床子炒热，以布裹熨患处。

子 嗣 门

经曰：阴搏阳别，谓之有子。言尺脉搏击，与寸脉殊别，则为有孕之脉，夫尺脉至于搏击者，何也？盖尺主肾脉，肾为胞门，惟血分不亏，肾水既旺，乃能然耳。是以妇人欲成胎孕，必须调补阴血，使无亏欠，乃可推其有余，以成胎耳，何也？盖血不足，气有余者也，血既有余，气不能胜，所谓气血和平，阴阳不争。世人不知此议，以为妇人难于得胎，由子宫虚寒，用艾、桂等剂，岂知药性热胜，煎熬真阴，经血不调，定转紫黑，渐成衰少，先后不期，始则饮食聚进，久则口苦舌干，既难得孕，反致他疾，纵或得胎，子亦不寿。故曰：求子之法，莫先于妇人，治妇人之法，莫先于调经。肥盛妇人，脂膜闭塞子宫，瘦弱妇人，子宫亏血，

精气不聚，亦何能得子哉？尝闻种子法云：三十时中两日半，二十八九君须筹[①]，落红蒲地是佳期，金水过时空霍乱，霍乱之时枉费工，树头树底觅残红，但解开花能结子，何愁丹桂不成丛。斯言也，亦从经水做工夫说话也。

妇人肥壮，不成胎孕，用

当归　川芎　白术　白芍　半夏　香附　陈皮　茯苓　甘草

姜煎。

又方术附丸

白术　半夏曲　茯苓　橘红　川芎　香附　神曲　甘草　黄连　枳实

神曲作糊为丸。

妇人瘦弱，不成胎孕，用

四物汤从其气之虚实加减

窃尝追忆先妻，久虑无子，误听粗工，服艾附丸，不两年而竟为火症致死，甚哉！艾附之不可服也。尝闻张子和云：有妇人久不生育，以热手熨其心腹如冰，将谓寒冷子宫之故，而终以四物汤、白术调中汤和之，不久得胎，热剂之不可投也，可信矣。

———————————

① 筹：音算，谋划意。

妇人得胎验生男女法门

妇人肾脉动甚，是谓任①子之脉，男偏大于左，女偏大于右，左右俱大，是谓双胎。盖子宫分在左右也，遣孕妇面南行，还复呼之，左回首是男，右回首是女。盖男居左则左重，回首慎护重处，而就左也，女居右则右重，回首慎护重处，而就右也。

淋涩门　尿血

小便短而艰，曰涩，小便涩而痛，曰淋涩，淋者必涩，涩者必多痛。此症多起小肠之热，小肠热则膀胱蕴其热矣。或因劳心过度，或因房欲太勤，或多食辛辣，或误服姜桂之药，足以致之其尿血、血淋之症，皆本于此。用

黄芩　通草　陈皮　牛膝

膏和服。血淋加竹茹。

尿血久不已，用龙骨，末之，酒调服。

转胞门

胞盛于膀胱之中，有上口而无下口，膀胱潴水，而

---

① 任：同"妊"。

水从胞出，转胞之病，谓胞转在一边，窍不能出也。有因过忍小便者，有因房事恣情，偶触于内者，有因胎孕气弱，下压膀胱者。

过忍小便，用滑石末，葱头汤调下。

胎孕转胞，强令其吐，其小便自通，后用安胎，如四物加白术、陈皮、滑石。

妇人杂病门

阴肿阴户不开，疮疽而忽然虚肿也，用枳实半斤，剉碎，炒热，以布帛裹，熨冷则易之。

阴中恶疮乃湿热所致，以枯矾、铅粉敷之。

阴中疼痛，以青布裹炒盐熨之。

阴中寒冷，以母丁香为末，帛囊纳阴中。

小便出大便，五苓散分利之。

梦与鬼交，鹿角末，酒调服脏腑虚弱之故，起于意念不正，用朱砂、麝香、雄黄之类驱之。

发不黑，芭蕉油涂之。

治产要诀

凡孕妇临产，发寒热身重，须视其舌下之脉，与舌之冷否。如脉青黑色，舌上冷者，子母俱不救。若孕妇面色赤，舌虽青，则母活子死。若唇舌俱青，口沫又出，子母亦俱不救。若孕妇面青，舌赤，沫出，则母死而子活。难产之时，当以此辨之。

一正产

十月既足，痛阵相次，胎气顿下，至于脐腹，又至于腰间，谷道挺进浆破，血出儿下，名曰正产。

二伤产

凡怀胎未足月，先期忽发腹痛，有如欲产，仍却无事。切不可令人抱腰，令产母妄用气力，此因儿身转动，若虚乱用力，不免错动胞胎，横倒之祸始于此。直待身顺，临逼门户，始用一送，为善。

三催产

凡产浆破血来，临逼阴户，却是正产之候，但却未下，即可服催生药，忽有经数日者，以养血行气药，助产妇之力。

四冻产

凡遇冬月生产，下部着绵，勿坐寒地，产房须温暖无风，更助以炭火，盖血得热易于产耳，不然，遇寒血凝，不免冻产之失。

五热产

凡遇暑月，产妇须要清凉，又不可过于取凉。非清凉，恐沸散其血，过于凉，恐凝结其血。恒有伤暑发热，伤胎气者，不免热产之失。

六横产

凡产儿先露手臂，因产母怀胎，不加谨慎，或未当用力而乱用其力，所致耳。当令产妇安然仰卧，用绣花针刺儿手臂，先推其手，以中指摩其肩，仍以催生药饮之。

七倒产

凡产儿先露其足者，名曰倒产，其治，照横产施之。

八偏产

凡产儿身未正，产妇用力，令其头偏住左右腿，不能生下，令其仰卧，使收生者，轻轻推儿近上，以手正其头顶，后用力送下。

九曰碍产

凡产，有儿身回转，其肚带攀其肩，虽头①，身出也，令产妇仰卧，使收生，以中指按②，仍须候儿身正，顺用力一送可也。

十曰盘肠产

凡产，大肠先出，然后儿下，故名盘肠，如肠不收，以醋③，新汲水七分调停，噀产妇面，每噀一缩，再之三之，收尽矣，或用半夏末入鼻中，或以蓖麻子研，贴产妇头顶。

医学钩玄卷之八终

---

① 原书脱简数字。
② 原书脱简数字。
③ 原书脱简数字。

诸病补议

中　风

中风之脉，浮大者带虚，浮缓者带湿，浮滑者带痰，浮紧者带寒，其有微而数者，虚热极也。仲景以为外邪，许学士以为气，河间以为将息失宜，水不胜火，以三论考之，俱有所本，推其致病之由，皆因气血既虚，风邪与气始入，则河间之论，得其本之善者也。巢元方谓：风中五脏，其症各异，不知阳脏虚则失中阳脏，阴脏虚则失中阴脏。盖因体虚受邪，藏于皮肤之间，内不得通，外不得泄，而后渐入经脉，行于五脏，各随脏腑，而生病焉耳。元方风论，共五十九条，要未尝不以体虚致之者也，若因体虚，而遽用子和吐汗下之法，似为不宜，须酌量施治。是以一得中风，宜清净为上，登舟乘轿，勉强行步，俱不宜也，何也？盖风主动，动则病生，是以口眼㖞斜，而不及耳鼻，盖目与口常动，况口眼俱属阳明胃土，风伤贼之，其肥人多中风者，因血实气虚，耐冷不耐热，火结郁滞，难以通利，此其多中之由也。

中 气

下手脉沉，便知是气，沉极则有伏者，若涩弱则难治矣，其沉而兼滑者，必兼痰饮也。《内经》云：百病生于气，以正气受邪，故知气之当平不平，则就为气所中，虽有九气条目，然多于悲喜恐怒为病也。古人云：悲可以治怒，以怜恻苦楚之言感之；喜可以治悲，以谑浪亵狎之言娱之；恐可以治喜，以迫遽死亡之言怖之；怒可以治恐，以虑彼忘此之言夺之，此皆诡诈谲怪之术，然可以动人耳目，易人视听者也。至于治气要诀，平火为主，何也？五气过极，皆为火也，不宜专用疏气，盖中气病中，多有兼热、兼痰，或虚或实，是以药固可投，而前五法亦不可废，至于气无补法，更自有说，盖邪气害人，正气养人，邪气实，补之非也，正气虚，岂容再削之乎？故曰气者，本脏腑天真之原也，其曰中气之气，乃扰乱妄动变常之火也，治病攻邪，补虚养正，两得之矣。

中 寒

中寒之脉，细小紧急，病势速进。然仲景只论伤寒，而未及乎中寒，曰伤曰中，必有辨别。盖伤寒之病，有传变循经渐入，中寒则仓卒感受，其病即发。盖由胃气太虚，肤腠疏豁，一身受邪，难分经络，无热可发，温补自解者耳。伤寒待其传变，用药有序，中寒不急治，就不治矣。古人直指，中寒为阴证，非加汗法，就用温中，信矣。

中　暑

中暑之脉，由于热伤其气，气消之脉，虚而弱、弦而细、迟而乱者是也。故《内经》曰：脉虚身热，得之伤暑，伤暑之证，古人有谓分伤五脏，为症不同：入心，昏不知人；入肝，眩晕顽痹；入脾，昏愦怠堕；入肺，喘满；入肾，消渴。究其致病之根，多因脾胃，脾胃虚弱，上焦之气不足，损伤元气，故用生脉散、清暑益气汤等辈，不然元气虚甚，一时不急救正，为害顷刻。至于暑风一证，古人谓其出于相火，恐不尽然，其实中暑复兼风也。

中　湿

中湿之脉，沉缓微细，皆中湿也，兼风者浮，兼寒者涩，兼热者滑疾，兼痛者洪而动，阴阳两虚，湿热自甚者，洪而缓。夫湿为土之浊气，中湿者，中土之浊气也，惟脾虚者多中、易中。在表宜汗，半表半里宜温散，在里宜下，皆前人要法也，然以实脾土为上。唯东南方病此症者居多，但要辨别兼寒、兼风之异耳。中寒湿者，痛肿不易方；若中风湿，痛肿处或时移动，更详；挟寒内甚者，腹痛下痢；挟寒外甚者，四肢沉重疼痛，或肌肉濡溃不仁；挟风甚者，身重作痛而汗出；挟热内甚者，泻痢；挟热外甚者，或痛或肿，或热发黄。东垣曰：地气伤人，必从足始，《内经》曰：地之湿气，感则害人皮肉筋脉。然有病自外入，如东南地卑，阴湿重腿，脚气者多，治当汗散、疏通、渗泄，西北地高，多食生冷湿曲，或饮酒后，寒气怫郁，湿不能越，作腹胀水鼓，周身浮肿如泥，按之不起，此自内而出者也，治者岂宜混一哉？

伤　寒

脉分阴阳，症亦如之，浮大为阳，兼之动滑与数，沉细为阴，兼之涩弦与数，又曰阴阳俱盛，而紧涩，但于寸口为主。其有脉洪大，手足四逆者，不治也。其有热盛，脉细小者，不治也。其有脉盛躁，不得汗者，不治也。其有头痛极，而脉反细涩者，不治也。其有四逆恶寒而拳，其脉不至，烦躁者，不治也。病至六日，其气息高者，不治也。一日太阳膀胱受病，膀胱为三阳之首，故先受之，其脉络于腰脊，主于头项，故得一日而头项背膊脊痛也；二日阳明胃经受病，胃主肌肉，其脉络鼻入目，故肉热鼻干不得眠，盖诸阳之始受病，尚在皮肤之间；三日少阳胆经受病，其脉循胁上颈耳，故胸胁热而耳聋，三阳经络始相传，病未入于脏，故皆可汗而解，若脉微弱，不宜汗也；四日太阴脾经受病，三阴之首，三日已前，阳受病讫矣，至此传之于阴，而脾受病焉，其脉络脾主喉嗌，故腹满而嗌干，病正在胸膈，故可吐而愈，若自汗不恶寒，关脉细数，与四逆病厥虚极者，不可吐也；五日少阴肾经受病，其脉贯肾络肺系于舌，故口热舌干，渴而引饮，其病在腹，可下而愈，其下也，摸视手掌，濈濈汗湿者，便可下也，若掌不汗，病虽宜下，且当消息；六日厥阴肝经受病，其脉循阴器络于肝，故病烦满而囊缩，此皆阴阳受病，毒气在胃，可下而愈，其不可下，照五日内例；七日病当小愈，由阴阳诸经，传病已周故也，然有七日后，病反甚者，欲为再经病，再经病者，阴阳诸经重受病故也；至于八日，病亦不解。大抵多因发汗吐下之后，毒气未尽，或初一经受病，即不能相传，或已传三阳讫，而不传于阴，致停滞累日，病证不罢，或三阳三阴传病已，竟又重感于寒耳。其有咽喉病，或口疮者，由表里俱虚，多系汗下之后，热毒之气多，而津液少也，勿宜再下。其有小便不通者，汗后小肠有伏热也。其有下利者，由表实里虚，热气乘虚入于肠胃，而下黄赤汁也。若发热而利，兼之汗出不止者，死矣。待看其脉大者，为未止，微而数者，为欲自止。若利十日余，其脉反实者，亦死不治矣。其有上气者，邪热上乘于肺也，嗽嗽者亦然。其有鼻中出血者，邪热伤于心肝二部，肺主气而开窍于鼻，血随气行也。脉浮紧，发热，其身无汗而衄者，愈。其有吐血者，应汗，不发热，毒深入，内有瘀积也。其有发斑者，是谓阴阳毒，欲辨其症，当病者始得之日，可看手足指，冷是阴，不冷者是阳，若冷至一二三寸者，病微，过肘膝为病极，不治，毒必发斑，赤生黑死，阳毒斑如锦文，咽痛，大便脓血，五日可治，过五日，或七日，或九日，或十一日，俱不治。此皆本于元方之论，略撮其大旨云。

疫　病

其病与时气天行温热等病相类，皆由一岁之内，节气不和，寒暑乖候。或有暴风疾雨，雾露不散，乖戾之气，感之成病，转相染易，乃至灭门。延及外人，故须预服药，及为法术防之，服药宜藿香正气散。其有热毒盛而生疱疮，周布遍身，赤头白者毒轻，色黑紫点者毒重。

热　病

热病，即夏变为暑病，其热重于温，脉宜安静，故名热病。《内经》分属五脏热病，但不知《内经》所谓热者，正此暑病之热，否也，其分属五脏者，由脏受其邪而名之，否也。据其病候同于伤寒，日期为传变之症，恐五脏之热病，与热病不同也。一日汗不出，大灌发者死；二日泄而腹满甚死；三日潮热不已死；四日老人婴儿热而腹满者死；五日汗不出、呕血者死；六日舌本烂、热极者死；七日咳血、汗不出、出不至足者死；

八日髓热者死；九日热而痉者死，已得汗而脉躁盛者死。七八日脉微，小溲血，口中干者，一日半死；七八日热不已，舌焦黑者死，已得汗，热不衰者死。

诸　血

诸血之脉，滑小与弱兼之，身凉者为宜，反此不治。致病之因，有自得之气逆者，东垣云：怒则气逆，甚则呕血，故谓积怒伤肝也，然有积虑伤肺，烦思伤脾，失志伤肾，暴喜伤心，皆能动血。有自得之风寒暑湿，流传经络，涌泄于清气道中者；有自得之饮酒过多，啖嗜炙煿辛热者；有自得之坠堕颠扑损伤者；有自得之房劳过度者。至于伤寒吐血，乃寒邪变症。盖血者，水谷之精也，源源而来，生化于脾，统于心，藏受于肝，宣布于肺，施泄于肾，灌溉一身，目得之能视，耳得之能听，手得之能摄，掌得之能握，足得之能走，脏得之能液，腑得之能气，生化旺则诸经传此而长养，衰耗竭则百脉由此而空虚，故丹溪有"阴血难成易亏"之论。阴气一伤，证变不一，妄行于上则吐衄，衰涸于外则虚劳，忌反于下则便红，热结膀胱则癃闭溺血，渗透肠间为肠风，阴熏于上焦也。其有谬语者，由病渐入里，表虚里实，脉宜洪大，若手足四厥，脉反沉细者，不治也。其有烦满者，由病在少阴，恶寒而拳，欲去衣者可治。若五六日，自利后，烦躁不得眠者，不治也。若汗吐下后，脏腑俱虚，而热气不散，谓之虚烦。其有烦闷者，邪气攻胃，必加微呕者也。其有渴而引饮者，邪流肾经，肾恶燥也。其有呕者，由邪热入胃，与谷气相并。或已经吐下，虚热饮水，水入则胃虚冷，而亦呕也。其有哕者，亦是吐下虚极，复发其汗，乃致哕也。亦有伏热在胃者矣，其有喘者，或外未尽解，或汗后饮水之故。其有厥者，阴胜于阳，盖前发热者，后必厥，厥五日者，热亦五日说，六日当厥已之，自愈矣。若下利，厥，脉伏，灸之不温，反微喘者，与下利，厥，烦躁不卧者，六七日，脉数烦，厥不还者。下利后，其脉绝厥，卒时，脉不还者，皆不治也。其有心下悸动者，因汗后复下，虚热内甚，渴而引饮故也。其有痉者，其状身热足寒，项颈强，恶寒，时头热面目热，摇头，卒口噤背直，身体反张者是也，发热无汗恶寒者，为刚，汗出者则为柔矣。其有心下满闷，而作痞者，由邪气乘于心也。若病发于阴，而或乱下之，则亦痞矣。其有热毒结于心胸，而为结胸者，由病发于阳，下之太早者致之也。结胸脉大而更下之，不可治矣。其有发黄者，由湿不散，瘀热在于脾也。病黄者，多于小便不利，心中懊恼，汗不尽发者有之。其有心腹胀满痛，其内外有实热也，其有大便结者，或由热结在内，汗过虚阳抟为中湿，蒸热瘀结，为滞下，热极腐化为脓血，蓄之在上为喜忘，蓄之在下为喜狂，堕恐跌仆，则瘀恶内凝，信乎。致病甚易，调治甚难者也。

272

淋

淋病之脉数者居多。原病式曰：淋者，小便涩痛也，热客膀胱，郁然不能渗泄也，热甚客于肾部，干于足厥阴之经，廷孔郁结，极甚而气血不能宣通。是河间只以热论症，无关于冷矣，然有谓淋主寒者，谓其风寒湿邪客于胞中，气不能化出。胞满，而水道不通，其显症则小腹按之内痛，上为清涕，是以冷论淋也。又有谓脾胃气涩，不能宣通水道，下输膀胱，是以脾胃之过论淋也。有谓其心肾气郁，致膀胱不利者，是以心肾之过论淋也。有谓其惊思忧恐致之者，是以七情之过论淋也。有谓其饮啖辛热、房室劳役致之者，是以内伤之过论淋也。大抵以脉为主，察其病者平日起居何如，可以辨别施治，至于沙石异名，不过蓄热之故，如汤瓶入久火中煮，瓶底日碱而不能去，说之明矣。其丹溪复有死血作淋之论，更兼参看之。

大 便 秘

大便秘，脉右手关上紧而滑直，肠中伏，伏如牢。其状也，有风秘、虚秘、冷秘三者不同，要其根本，多因肠胃本实，又为冷热之气结聚不宣。盖胃为水谷之海，化为荣卫，其糟粕行于大肠而出。胃既受病，焉得不难？然渴利之家，大便亦难者，为津液枯，肠胃燥，

273

即是虚秘也。又曰阴气大盛，阳气不得荣之，曰内关阳气大盛，阴气不得荣之，曰下格，言大小便不通也，服药三日不通，手足寒者，死不治。再参《真言论》中云：肾主大便，肾有余则津液润，而大便如常。若饥饱劳碌，损伤胃气，又食辛热厚味，致助火邪，伏于血中，耗散真阴，津液亏少，故病秘。大抵病由津液衰者，以辛润之，有物而结下之。

泻

泻脉，宜微小带缓，若浮洪数大紧急者，不能治。《内经》云：脉细，皮寒少气，泄利前后，饮食不入，是谓五虚者，死。其浆水渐入胃，泄注止者，活。是论久泻气虚者也。要之，脾者脏也，胃者腑也，脾胃二气，相为表里，胃为水谷之海，主受盛饮食，而脾则磨之，二气平调，何泻之有？惟风寒暑湿火热六淫之邪，致伤脾胃，但六淫之中，要分虚实久暴。六气成泻因于外，七情感动因于内，治宜外调其六气，内平其五脏。若夫因胃气下流者，升举之；因风者，解散之；因痰者，去其痰；因虚者，补其虚，各求其本而治可也。经曰：春伤于风，夏必飧泄。盖谓风伤肝，因春旺不受邪，移克于脾，不能运化，因成积滞，夏秋之间，再感风冷，而泻作矣，附注之于此。

痢

痢之脉，贵细小安静身凉，数疾且大有热者，死。治痢之法，须参看东垣、仲景之书，而后不失尺寸，陈无择之三因，张子和之三法，俱不可废。

疟

疟脉自弦，弦数者多热，弦迟者多寒，弦紧者宜汗，浮大者宜吐，数者风也，以饮食消息之。夫疟者，言病势如凌疟人之状，如虐政害民，不可当者也。即四时之伤寒，故十二经皆能为病。元方细分五脏之疟，详悉五脏病疟之显症，似恐不能十分信验。乘凉饮冷，当风卧湿，饥饱失时，致伤脾胃，痰积中脘，乃成此疾。然《内经》云：夏伤于暑，秋必病疟。盖谓夏时腠理易开，暑气既伤，至秋收敛之候，闭不能泄，进退不已，故寒热往来。但伤之浅者，近而暴，如发于夏至前、处暑后者是也，伤之重，远而疾，如发于处暑后、冬至后前者是也。其间日、连日，亦是感邪浅深之异，但邪并入于里则寒，并入于表则热。至于七情感动，郁气不舒，亦足以成疟病。然有一岁之间，长幼共染，此名疫疟。有梦寐不祥，多生恐怖，此名思疟。有乍寒乍热，乍有乍无，此名鬼疟。与三阳三阴经疟，论不同也。要之，疟病多从风寒暑得之，乃天之邪气，所当汗解，若兼别症，更消息焉。

热

热之脉，多主洪大弦数。杂病之热，与伤寒、温热病不同。此即刘河间叙六气中之热也，若伤寒病，已见伤寒门矣。阴虚生内热，养血益阴，其热自愈，热分五脏，显症各异。肺热，热在皮毛，日西则甚；心热，热在血脉，按至皮毛之下则热，少加力，则全不热；脾热，热在肌肉，遇夜尤甚；肝热，在肌肉之下，骨之上，寅卯间尤甚；肾热，按至于骨分，其热蒸手如火，此五脏之热症也。若面热，胃之热也；口中热，心之热也；口热口干，肾之热也；耳前热若寒，小肠之热也；掌中热，心胞络与心脾之热也；足下热而痛，肾之热也；足之外生热，胆之热也；身热肤痛，心之热也；身前发热，胃之热也；肩上热，项似拔，膀胱之热也；中热而喘，肾之热也；一身尽热，妄见妄闻，胃之热也。治法当从《内经》所谓：小热之气，凉以和之，大热之气，寒以取之，甚热之气，以汗发之，内者下之，外者发之，虚者补之。法亦庶几矣。

寒热往来

寒热往来者，邪正分争也，正不与邪争，则但热而无寒。盖寒邪为阴，热邪为阳，在里为阴，在表为阳。

邪之客于表也为寒，邪与阳争，则为寒矣，邪之入于里也，为热，邪与阴争，则为热矣，若邪在半表半里之间，外与阳争，而为寒，内与阴争，而为热，表里之不拘，内外之无定，由是寒热且往且来，日或至于三，日或至十数次者，此伤寒中寒热往来之由也。若阴不足，则先寒后热，阳不足，则先热后寒，此杂病寒热往来之由也，杂病寒热之脉，紧数俱发，寸口微，乃阳虚恶寒，尺中弱，乃阴虚发热，大抵阳不足，阴往乘之，故恶寒，阴不足，阳往从之，故发热，阴阳不归其分，故寒热交争耳。

三　消

三消之脉，紧数相搏，弦小，病久，不可治矣。经曰：二阳结，谓之消。二阳，阳明胃经也，主血热，则消谷善饥，结者，精液不足，结而不润，燥热为病。古人谓病此症者，多从饮食膏粱。愚意以为，数食甘美，足以致病，而郁火怫结，受在肺家，亦足以致之也，经曰：心移热于肺，传为膈消，信矣。河间谓消病小便更多，非关阳虚不能别水，因燥热甚，水液不能渗泄，浸润百体，故多也，故曰：元气得强者生，失强者死，须是养阴为主。所谓末传能食，必发胸疽背疮，不能食者，必传中满鼓胀，何往，非积热之祸乎？洁古以能食者，白虎加人参，不能食者，白术散加葛根治之，旨哉，大抵发疮疽为传外，胀满为传内，总是一个热也。

咳　逆

咳逆之脉，右关沉虚，脾胃俱虚，多有此病。惟伤寒咳逆，脉散者死，咳逆，气不交之意。东垣以为呃，而不以为哕，言干呕为哕，若咳逆，或因水渍于肺而心痞，或连续气逆而不已，或喜笑过多而气噎，或咽饮错喉而气抢，或急食干物而气塞，皆能作咳逆之声，俗谓之吃忒，吴中谓之冷呃也，皆气不得下，为火热托之，或以纸拈鼻，嚏而止，或因恐惧而止，或因鼻闻热香气而止，皆抑之、骇之，而使气下也。易老云：咳逆者，火热奔急上行，而肺金不纳，伤寒咳逆，便秘者，下之，便软者，泻心主之。

吞酸吐酸肝热则口酸，若内伤冷物，病于中酸宜温散之，久喜酸不已宜以寒药下之，不宜食粘滑油腻以结聚之

经曰：少阳之胜呕酸。呕，即吐也，少阳属乙木之味也，故肝热则口酸，似与脾胃不相干涉者邪，愚则以为，以病机言，则属于热，以脏腑论，则脾胃受病，以内邪言，则痰饮宿食所为。治法，热者寒之；脾恶湿，以苦燥之；有痰饮，清之、分利之；宿食，消驱逐之。河间云：吞酸，不宜食粘滑油腻，谓能令气郁不通畅也，自丹溪已前，方皆主寒，用药俱是热剂，所以绝无

278

河间之论。若夫消痰，去食，解外寒，治郁热之法，惟丹溪之书备焉。

翻　胃

翻胃之脉，浮而涩。浮则为虚，涩则伤脾，脾伤则不磨，朝食暮吐，暮食朝吐，宿谷不化，名曰翻胃，古谓之胃反，元方叙反胃，于脾胃病条可见，多主脾胃也。其病始由噎嗝，噎嗝之始，由喜怒不常，七情伤于脾胃，郁而生痰，痰与气搏，升而不降，故饮食不下也。至于《内经》有云：三阳结，谓之膈，三阳者，大、小肠、膀胱也，结谓热结也，小肠热结则血脉燥，大肠热结则不圊，膀胱热结则津液涸，三阳既结，则前后闭涩，下既不通，必反上行，所以噎食不下，纵下复出，此阳火不下，推而上行也。世俗强分五噎十膈，分派既多，其惑滋甚。然河间以承气三汤，投治胃反，恐不宜耳，而古人有称其善者，盖亦不详病者之虚实耶。且治此症也，咽嗌闭塞，胸膈痞闷，似属气滞，然有服耗气药过多，致中气不运者，当补气而自运。大便燥结，似属血热，然服通利药过多，致血液耗竭而愈结，宜补血润血而自行。若夫不守戒忌，厚味房劳，及年高无血，皆不治者矣。

痰 饮

痰与饮不同，饮者，饮水，多流走肠胃，漉漉有声，遇血气痞涩，经络不行，水不宣通，停聚溢于膀胱，令人短气虚胀，久不瘥，结聚而成水肿，痰，则由六淫七情、饮食起居之际，不能一一中节，才见血气壅滞，即便生痰。张子和云：凡人病痰有五，一曰风，二曰热，三曰湿，四曰酒，五曰食，然不及郁字，更不详虚实二字。其痰色，有青白、浊黄者，始则青白，久则黄浊，青白渍于上，黄浊凝于下，嗽而易出者，多青白，咳不能出者，黄浊结滞也。若咯唾日久，湿热所郁，上下凝结，皆无青白，甚至带血，血败则黑痰，为关格异病，人所不识。又青白者，气味淡，日久者，渐成恶味，酸、辣、腥、臊、焦、苦不一。饮有四种，皆当从小便利去，与治痰法不同，表者汗之，里者下之，挟湿分利之：一曰悬饮，饮水流胁，咳唾引痛是也；二曰溢饮，水流四肢，失于发汗，身痛是也；三曰留饮，皆寒如手大，短气而渴，痛引缺盆，咳则痛甚是也；四曰痰饮，水在肠，沥沥有声是也，更有流饮、癖饮、伏饮，俱从前分属治之。子和论之曰：饮病有五，有得之愤郁，有得之困乏，有得之思虑，有得之痛饮，有得之伤热伤冷。夫水，阴物也，积水生湿，人则生痰。在左胁同肥气，在右胁同息贲，入肺则多嗽，入大肠则泻，入肾则为涌水，皆由气逆而得之，故在上则面浮，在下则胕肿，在中者支满、痞膈、痰逆。要之，只如治痰之法，顺气为先，可也。

脉经云：病人一臂不遂，时复移，在一臂，其脉沉细，非风也，必有饮在上焦，并记之于此。

咳　嗽

咳嗽之脉，浮而缓者，伤风嗽也；细而缓者，伤湿嗽也；数而大者，实热嗽也；弦者，水嗽也；沉者，留饮也；洪滑者，多痰嗽。若夫紧脉，小沉伏脉，身羸瘦而坚大脉，脱形发热坚急小脉，肌瘦形热胀泻弦急脉，此皆不治之脉也。六气皆能致嗽，风乘肺者，日夜无度，汗出头痛，痰涎不利；热乘肺者，急喘而嗽，面赤潮热，手足寒；火乘肺者，咳喘上壅，涕唾出血，甚者七窍血溢；燥乘肺者，气壅不利，百节内痛，头面汗出，寒热往来，皮肤干燥，细疮燥痒，大便秘涩，涕唾稠粘；寒乘肺者，或因形寒饮冷，冬月坐卧湿地，或冒冷风，嗽急而喘，此由冒六气者然也。然严氏又云：嗽病始关于肺，终则聚于胃，使人多涕唾，浮肿而气逆。治法，审其外因则发散，又须原其虚实、冷热，若内因七情，随其部经而在，与气口脉相应。大忌忧思过度，房室劳伤。至于洁古又云：气上冲而为嗽，甚则动于湿而为痰，盖脾无留湿，虽伤肺气，不为痰也。假令湿在肝曰风痰，湿在心曰热痰，湿在脾曰湿痰，湿在肺曰气痰，湿在肾曰寒痰。然嗽而无痰，恐又不得以湿治，盖由肺气伤，而不清之故。若咳久，则痰郁于中，又不能易出，丹溪以为火郁，河间以为易成劳嗽，不可不慎。

颠扑坠

堕扑颠仆，其脉搏坚而长，必致恶血留内，腹中胀满，不得前后。此乃上伤厥阳之脉，下伤少阴之络，气上而不下，积于胁下，可峻下之，痛止肿消，宜以通经等药。但伤入肺者，纵未即死，二七难过，左胁伤透于内，肠尽断，脉不实，重，老人左股压碎，伤破阴子，血全流出不止，肩内耳后伤透于内，是皆不治之症。凡损不折骨、不碎骨，不可轻用自然铜，无痰涎不可用半夏，药先清心，止其恶心，童子小便甚妙，必要用打散恶血之剂，犹必分别瘀血停积、亡血过多、被伤轻重、上下之异，而施治之为妙。

斑疹

洁古云：瘢属少阳、三焦相火，疹属少阴君火。自吐泻者，慎勿乱治而多去，谓邪气从上下出，身温暖者顺，身凉者逆。此论小儿斑疹，若论伤寒发斑，有阳症，有阴症，阳症清之，阴症温之。然有下之早、下之迟，皆能发，赤者吉而黑者凶，此论伤寒发斑也。若非小儿伤寒而发瘢疹者，兼风、兼湿、兼火也，见于面多，乃心火入肺而然，背上多，足太阳膀胱火热而然，

282

胸前多，足阳明大热而然，四末多，脾与心火热而然。

头　痛

头痛，脉浮者，因风痰为病，痛易除，若脉短且涩者，此阴尽火旺，不治之症。寸口脉紧，为伤寒头痛；寸口脉浮，为中风发热头痛。东垣《头痛论》中说之详。大抵四淫皆外邪，气血、痰饮、五脏之症，皆内邪，外邪从仲景法，内邪从东垣调理法。若夫久年偏正头风者，多因内挟痰涎，风火郁遏经络，血气壅滞。头风之甚者，久则目昏。偏头风者，为属少阳相火，久则自来，大小便秘涩，宜开郁解表，又当从病者虚实分治。

头　眩　晕

头眩晕者，虽云皆属肝风上攻。然体虚之人，亦有外感六淫，内伤七气，皆能眩晕，皆当以脉辨焉。其汗出、项强不仁者，风也；其无汗、脉紧者，寒也；其脉虚、烦闷者，暑也；其脉细沉重、吐逆者，湿也。若七情气感，脏气不平，郁生痰涎，随气上逆，亦足致之。至于亡血过多者，亦未能免其眩晕也，但欲分其有余不足。有余者，散邪为主，不足者，补血气为主。《内经》所谓"治病必求其本"，则善矣。

牙 齿

牙齿作痛，或有恶寒，或有恶热者，属手足阳明二经之病也。动摇断脱者，本足少阴之病也。齿袒虫疳，湿热为病，断肿、血出秽臭，胃热为病。若痛由口汲寒冷者，外因也，痛由实热，或出虚火动，骨蒸气郁者，内因也，硬物打击所致，不内外因也。大凡齿病，内则血热，外则五味。且如以醋沃石，石尚为酥，况骨余乎？若虫痛，必传药乃止。

咽喉痛

咽喉痛，即名喉痹，夫痹，不仁也，俗作闭。《内经》云：一阴一阳结，谓之喉痹，夫一阴者，君火主心，一阳者，相火主三焦，二脉并络于喉。气热内结，客在上焦，而咽嗌肿胀，甚则闭，闭甚不通，则死矣。其症立名有八：热气上行，传于喉之两旁，近外肿作，以其形似，是名乳蛾；一单一双，其比乳蛾差小者，名闭喉；热结舌下，复生一小舌，名曰子舌；胀热结舌中，舌为之肿，名曰木舌；胀木者，强而不柔和也，热结于咽喉，肿绕于外，且痛且痒，肿而大者，名曰缠喉风；喉痹暴发暴死者，名曰走马喉痹。八肿之名虽详，若不归之于火，相去远矣。走马喉痹，生死在反掌之间，最不误人者，无如砭针出血，若有针创，宜捣生姜

284

汤，时时呷之，则创口易合。然有因于伤寒者，有因于痰饮者，有因于气逆者，有因于风燥者，又有悬门暴肿，闭塞喉咙，亦如喉闭，总是火热所致。

眼

诸脉皆属于目，脏腑精气，上注于目，然脏腑精气，皆禀受于脾，而上贯于目者也。脾为诸阴之首，目乃血脉之宗，虚则五脏之精气皆失所司，不能使目无病，而失其明矣，此养脾乃治目之一策也。又目者，心之使也，心者，神之舍也，宜静而安，若神精乱而不静，挟动相火妄行，君令伤于役使劳动，为邪气并搏，而自失其明矣，此养心亦治目之一策也。凡医者，不理脾胃及养血安神，为失治目之本。若夫风邪外感，大热之化，触之成疾，又非饮食辛热，七情劳役所同，当参东垣、子和、陈无择论中为详。故《机要》有云：在腑则为表，当除风散热；在脏则为里，当养血安神；暴发者为表，而易治；久病者在里，而难愈。虽然其言则是矣，然久病者，未有不从暴发之始而来，但要看其致病之由，为易愈难治之分，可也。盖从外邪者，易治。从七情劳役、血气所伤来者，难愈。

手 足 病

人有手足①，然皮厚涩而圆短如茧，或甲皮剥起，肉裂坼破，由气血沉涩，不荣于表也。若患风寒，亦致手足之肉破裂。若患地湿，乃成手足之肉肿胀。若感风邪，乃令手足之筋挛急，而不得屈伸。若体虚受风，能令手足痛无常处。至有脚心坼开，此由肾虚，风邪客之，致津液不荣故也。

腹 痛

腹痛之脉，浮大而长者，不治之脉也。惟宜于细小而迟。若尺脉实，痛在小腹者，利之，尺脉紧，脐下痛者，温之。其卒然而痛，其痛或卒然止，或痛甚不可按，按之痛止，或按之无益，或喘动应手，或胁痛引少腹，或痛引阴股，或卒然痛死不知人，少间复生，或痛而呕，或痛而泄，痛而闭不通，古人皆以为寒气所因，恐不尽口病机，而其热气，皆可以致之者，更有虚实，宜参详之。其泻痢痛，七疝痛，积聚痛，肠痈痛，痰痛，实热痛，血虚痛，蓄血痛，溺涩痛，伤寒痛，伤暑痛，伤风痛，伤湿痛，随其症而辨明投治，斯可言法。

---

① 原书脱简一字。

心　痛

心痛之脉，浮大弦长者死，沉细者生。《内经》所论心痛，皆从寒气，与夫忧愁思虑，伤心作痛，至于热厥、寒厥，此皆属心脏所致，若夫饮食、痰饮作痛，此是属胃脘。盖心为诸脏之主，其正经岂是痰食所能干者？若脾虚受病，气乘于心，则心下急痛，谓之脾心痛，胃虚受病，虚逆乘心，致腹胀满，归心作痛，谓之胃心痛，然此亦是心胞络也。

腰　痛

腰痛之脉，沉而弦，沉弦紧为寒，沉弦浮为风，沉弦濡细为湿，沉弦而实为闪肭。其有时时失精，饮食减少，其脉宜沉滑而迟。若数，数带涩，不可治矣。此皆得之久服阳药，醉以入房，损其真阴，髓减骨枯，发为骨痿。阴之不足者也，大宜补阴，其偏于湿痛者，子和用下法。若坠堕，恶血所积作痛，亦宜温下之。古人云：失志、郁怒、虑思，皆足致痛，不但色欲也，宜谨之。

痞

详论痞病，主于湿土，谓精神荣卫，出入流行之纹理，闭密不通，内觉痞闷，外无胀急之形是也。伤寒下早，多成痞，痞之甚者，为结胸，至于酒积杂病，下之太过，亦能作痞。盖下忘阴①，忘阴者，即损脾胃，为水谷之阴亡也。血气下陷，于心之分，故致心下痞。此而复下，则气愈降，变为中满腹胀，故非其治矣。

积　聚

脉来细而附骨者，积也。寸口积在胸中，关上积在脐傍，上关积在心，下关积在少腹。脉小沉实，谓之积，入食即吐。且积之成，或因七情，或伤五味，或伤温凉寒热之饮，或受六气之邪。其初甚微，可呼吸按导而去，若强补而留，遂成五积矣。子和因郁成积，而用吐法，亦是可用，但酌量病人虚实，积部之上下耳。古人养正除积之说，似为近理，然积既成，虽峻利下之，犹未得去，避如贼臣在位，加之严法削除，尚且根连祸结，不能驱逐也。

水　肿

水病之脉，洪大实可治，微细虚者死。乃诸脏本病，感自外因者，饮食七情，能致之肿一也。有湿与气

---

①　忘阴：同"亡阴"。

不同，以手按之成凹，不起者，湿也。有身重少气，不卧，烦躁，其阴大肿者，心水也；腹大，胁痛，小便闭，而时复通者，肝水也；身肿小便难，时时鸭溏者，肺水也；腹大肢重，少气，小便难者，脾水也；腹大脐肿，腰痛不得溺，阴下湿如牛鼻上汗，足冷面瘦者，肾水也。但河间专主湿热，不作脾虚，看来脾气不虚，则湿热不着，但前五脏水病，是真脏病也，非气郁、饮食、湿热所致，宜禁妄下之失。昔人有云：用燥脾导气之剂，若泥土之得和风暖日，水去阳化，自然万物生长，亦何待开鬼门、洁净府也耶？

蛊　胀

鼓胀之脉，浮为易治，虚为难。又曰：关上脉大坚以涩者，胀脉也。益气为阳，阳为热气甚。故《内经》云：诸腹胀大，皆属于热。又云：诸湿肿满，皆属脾，一属热，一属湿，其果不同者欤！不知郁生湿，湿生热，热则肿胀，此定理也，属气属积。或因病过服通利之药，或蓄血瘀血之故，于此推究，更辨虚实，则用药当，而病机得。

脚　气

脚气之脉，浮而弦者，起于风；濡而弱者，起于湿；洪而数者，起于热；迟而涩者，起于寒。自汗走注为风胜；无汗、挛急掣痛为寒胜；肿满重着为湿胜；烦渴热烦为热胜；更有肿焮发疮泡为湿热、湿毒之胜。肿而重者为湿痰，或肿或消，为气不升降，但主于水湿者居多。致病之由，在脾肾不足，乃致外邪。自古皆尚疏下，宜于北方，内受湿气者，若在南方，又当量其虚实。烦心，一忌也；大语，二忌也；露足当风，冷水淋洗，三忌也；当风卧，四忌也；饮食失节，五忌也；纵欲，六忌也。凡饮食之后，须缓行三五百步，疲倦便止。睡觉令人按抚，每加温暖，暑月不废绵袴。至寅丑日，割手足甲，汤浸肉，去邪气，是亦养生驱病之要。

疝

疝分五脏，列名有七。要之，感于四气而成，浮弦脉为风，洪数脉为暑，缓细脉为湿，紧脉为寒。寒泣风散，暑郁湿著，绞刺击搏，无有定处，仓卒之际，痛不堪忍，然因虚得之者居多，经云：邪之所凑，其气必虚，留而不去，其病则实。故子和以为宜通忽①塞。凡囊冷，结硬如石，阴茎不举，控睾丸而痛者，寒疝也，此得寒月涉水，坐卧雨雪、砖石、风冷处，使内过劳，宜温剂下之，久而无子。凡囊肿痛，阴汗出，或囊肿而状如水晶，或囊痒而搔出黄水，或少腹按之作水声者，

---

① 忽：恐为"勿"之误。

水疝也，此得饮水过度，酒醉以内，汗出而遇风寒湿三者之气，聚于囊中，宜逐水之剂下之。凡阴茎肿胀，而时溃脓，或作痛筋缩，痛极反痒，或挺纵不收，或白物如精，随溲而下者，筋疝也，此得之房室劳伤，及邪术所使，宜降心之剂下之。凡状如黄瓜，在少腹两旁，俗云便痈者，血疝也，此得之重感春夏大燠，劳于使内，气血流溢，渗入胕囊，留而不去，结成痈肿，脓少血多，宜以和血之剂下之。凡上连肾区，下及阴囊者，气疝也，此得之忿怒气郁，宜以散气之药下之。或小儿亦有此疾，盖由父老年或年少，多病阴痿精怯，强力入房，因而有子，胎中病也。凡状如尾，卧则入小腹，行立则出小腹，入囊中，上下往来者，狐疝也，与气疝相类，宜以逐气流经之药下之。凡状阴囊如升斗，不痒不痛者，癞疝也，此得之地气卑湿，宜以去湿之药下之，女子阴户突出，亦是此类，然乃热不，不可便谓虚寒，而涩之、燥之、补之，宜以苦下之。

痹

涩而紧，或大而涩，皆为痹之脉。风寒湿三气感人，乃因形虚、血虚之故。但有在肌皮血脉，浅深之异，久而不已，则入五脏。寒多则痛，风多则行，湿多

---

① 此处原书脱简二字。

则著。在骨则重而不举，在脉则血凝不流，在筋则屈而不伸，在肉则不仁，在脾则寒。逢寒则急，逢热则纵，患者难于病去。若以风症通治，不得病之情矣，治痹切要分明，风痿不同，难医易得之症，茯苓治痹，古人有方。

五　劳

劳脉，细微弱而无力者是也。五劳之症，虚损渐溃之深而成，由寒热，因虚而感。感寒则损阳，阳虚则阴盛，其损也，自下而上，遇于胃则不治；感热则损阴，阴虚则阳盛，所损，自下而上，遇于脾则不治。但丹溪以为阴气不足，以致虚病，足为敬身之教。故自汗、盗汗、虚炎、短乏、惊悸、健忘、怔忡诸项，俱从虚字生出，每每虚劳之人，诸病自有不能免者。

痫

痫脉得浮，是病在腑外，在肌肤。其症则身先热，瘈疭啼叫，唤而后发，犹易治；痫脉得沉，是病在五脏骨髓，其症先身冷，不惊瘈，不啼呼，目瞪如愚者，难治。有风痫、惊痫、食痫，要之，脏气不和，郁而不平，刘河间谓热甚风燥，涩溢胸膈，昏冒僵仆。张子和以为，独主肝经有热。夫惊与风二病，主肝矣，食痫恐不主肝也。然古人分痫有五，主五畜，名内应五脏，亦难据信，但痫病比痓为轻，其发则身软时醒，若挟虚甚者，多有因昏冒而致亡，子和吐法宜用之。

痓

痓病，有汗者，脉必浮缓，无汗者，脉必浮紧，若沉细之脉，多属伤于湿。要之，是症多属风寒湿所伤，而成刚柔二痓，分明于伤寒篇中。大抵先因伤风，又感寒湿，乃方病痓，古人谓痓、谓痉，痓者，强直也。仲景有云：伤寒，太阳病，发汗太多则痓。风病下之则痓，复发汗，必拘急多身痛，不可发汗，汗出则痓，盖发汗太过，乃亡精血损，故成病也。又尝据古人云：外邪所伤，通宜解散，至于坏症，补虚救失之法，不可不讲。有温病，热入肾中而痓者；有小儿病痫，热甚成痓者；有血气两虚如痓，后汗多而痓者；有因七情怒气而发痓者；有因痰涎壅结，经络不利而成痓者，亦当随其感而分治之。

厥

有阳厥为热，有阴厥为寒，阴阳二厥，有从伤寒来，有不从伤寒来，然有尸厥、卒厥二症，乃阴阳遏闭，又非以上寒热厥症之比。夫厥者，逆也，寒厥者，手足冷，而暴不知人，乃因多欲夺精，故致阳衰阴盛；热厥者，手足热，而暴不知人，多因醉饱入房，精虚火旺，故致阴虚阳盛。寒厥初得，脉沉微不数，多恶寒，引衣自覆，下利清谷；热厥初得，脉虽沉伏，按之必数，发热头痛，畏热喜冷，扬手掉足，烦躁不眠，大小便秘。伤寒之厥亦然，然有吐衄血而厥者，热则不治。有暴气厥而形实者，七情所致。有痰饮厥者，用子和吐下法。若形虚而气逆者，多致不救。

寒厥四逆

尸厥，《三因》追魂加桂。热厥，白虎汤便通关窍。若著气、著寒、著风痰，苏合香丸，醒后议脉用药。

斑　疹

疮发燉肿于外者，属少阳三焦相火，谓之斑，小红，压行于皮肤之中者，属少阴君火，谓之疹。凡显斑症，若因吐泻而生者，邪气上下皆出，多吉少凶，身宜温暖，若凉，是为逆矣。

若发之面，或发之胸背，发之四末，属胃中热。又云：背多者，足太阳；胸，足阳明；四末，脾与心也。愚则以为，见于头面者，属心肺居多。若隐隐然在皮肤之间者，谓之瘾疹。发则多痒，或不仁，是以兼风、兼湿，色红者，则兼火。

黄　疸

脉经曰：脉沉，渴欲饮水，小便不利者，皆发黄疸。疸有五，一曰黄汁，因汗出入水所致，其状汗出染衣，色正黄如柏汁，其候身肿，发热，不渴；二曰黄疸，由暴热，用水洗浴所致，其候身面眼黄，小便如柏汁；三曰谷疸，因食伤胃气，郁冲所致，其候食则腹满眩晕，谷气不消；四曰酒疸，因大醉，当风入水所致，其候则眼黄鼻雍；五曰女劳疸，因大热交接，入水所致，其候则额黑身黄，大渴，腹胀，不可治矣。至于外伤劳倦，饮食失节，中州变寒之病生黄，非伤寒坏之而得，只用补益为是，不必用茵陈也。要之，黄病，一身痛者，湿胜在表也；不痛者，在里也，干燥者，热胜也。

霍　乱

霍乱者，脉必伏。或脉来浮洪者，可治，微迟少气不语者，难治也。伤寒霍乱，乃邪入太阴经，若夏秋暄热，腠理不密，易感风湿之气，而生此症。亦有七情郁结痞膈，遂致满闷，随其胜复，吐利俱作。或有饮食过节，胃既䐜胀，脾脏停凝，遂作吐利。若转筋霍乱，由热甚霍乱，土衰，肝木自甚，热燥于筋，而为挛缩急痛，甚者遍体转筋，又甚而至于卵缩舌卷者，不可治。

火 杂 病

热病之脉，属伤寒者，洪大。寸口实者，热在脾肺也；关上滑数者，胃中热也；尺实者，为身热心痛也；尺数，为脐下热痛也。少阳相火之热，乃心胞络三焦之气，其为病，有曰瞀者，言昏如酒醉，而神思昧浊也；曰瘛者，言惕跳动瘛，或在肉，或在肢体也；曰暴瘖者，声音卒哑也，肺金主音，金受热邪，被伤也；曰冒昧者，神浊昏暗也；曰躁扰者，热甚于外，则肢体躁扰，热甚于内，则神志躁动也；曰狂越者，狂乱无法，乖越失常，如心热甚，则多喜而癫，肝热甚，则多怒而狂，胃热甚，则颠疾欲走，登高而歌，骂詈不避亲疏之类是也，盖骂詈之言，为心之恶声，亦心火之用是也；曰胕肿者，热胜肉，而阳气郁滞也；曰气逆冲上者，火气炎上也；曰禁慄如丧神守者，神能御形，丧失守保，如酒热饮多，反为战慄也；曰嚏者，鼻为肺窍，痒为火化心热于肺也；曰喉痹者，痹即闭义，火主肿胀，热客上焦，而咽嗌为之肿胀也；曰耳鸣有声者，耳为肾窍，水下，虚热上炎，冲于耳，而作音声，火炎，而作聋矣；曰聋者，热郁于上，而使听户之府壅塞，神气不得通泄也；曰呕涌溢食不下者，胃膈热甚，传化失常也；曰目昧不明者，即经言所谓"目瞑眼黑"也，如伤寒热甚，目不识人，乃目盲也；曰瞤瘛，主脉之洪大而长也；曰暴病、曰暴死者，火性疾速也。此六淫中，热之为病如此，夫热火之气，或在表里，或在昼夜，或分血气，或分虚实，或肢体所属不同，或一身尽热，要在明辨之而已。

诸 燥 病

燥病之脉，紧细微涩。病由阳实阴虚，风热胜于水湿，而为燥。其为病，有曰偏身内外，涩滞不得通利而麻；有曰枯不荣润，不柔和；有曰紧敛燥涩，而皮肤启裂。至于筋脉劲强紧急，口噤，脾胃干，而大小便秘，烦满消渴，善伸数欠，及风痫、瘛疭、痿痹诸病，由风热燥，微甚不同故也。

寒 杂 病

寒脉主于迟缓微紧。若伤寒中寒脉，法见于仲景论中矣。若夫水谷不化，吐利清冷，一症也；腹中坚硬，按之应手，为癥，忽聚忽散，为瘕，二症也；少腹控卵，肿急绞痛，三症也；下痢清白，四症也；食已不饥，五症也；吐利腥秽，而不觉酸臭，六症也；四肢逆冷，而卷舒不便，七症也。经曰：寒者温之，治之法也。

诸 湿 病

湿者，土之浊气，即太阴脾胃之气也，主病有筋劲强直而不柔和。留饮积蓄为霍乱，气血闭密而为痞，为中满、吐，湿侵染而为体重、为胕肿，胕肿者，其肉按之不起也，体重者，身体觉重着，而欠轻扬飞越之态也。凡此诸症，皆脾虚受之。故曰：脾虚多中湿，大抵地气之伤人也，必从足始，害人皮肉筋脉者。

诸热杂病

热乃少阴君火之热。其脉滑数洪大而长者，伤寒热病也；其寸口实者，热在脾肺也；其关上滑数者，热在胃中也；其尺脉实者，热在遍体，而心作痛也；其尺脉数者，热在脐下而作痛也。病有发喘者，热则息粗，而气不循序也。病有发呕者，胃中气热，而火炎上也。病有吞吐酸水者，火盛制金，不能平木，木自甚，而为酸也。病有暴注者，肠胃热甚，传化失常，火性疾速也。病有下迫后重者，火性燥物，故窘迫急痛也。病有转筋者，热气燥于筋，挛瘛而痛，若吐下霍乱，亦有转筋者，火性燥动也。有病瞀郁者，瞀为昏昧，郁为闭塞也。有病肿胀者，热郁为肿，甚则胀也。有病鼻窒者，热客阳明，而鼻膜胀也，盖阳明之脉，左右相交，而左脉注于右窍，右脉注于左窍，风热郁结，病伤于左，则右窍反塞之类也。有病衄蛔者，热气上行，衄为出涕，而蛔为出血也。血溢血泄者，亦热甚妄行于上，为溢。热甚客于下焦，而大小便见血也。有病淋者，小便涩痛，由热客膀胱也。有病秘者，大便涩滞，由热结大肠也。

医学钩玄补议终

出版说明

中医古籍文献是中医药学继承、发展、创新的源泉，然而，中医古籍文献的整理研究工作，特别是对珍本古医籍全面系统的挖掘、整理研究工作一直较为薄弱。所以，《中医药事业发展"十一五"规划》明确提出："系统开展文献整理研究，重点对 500 种中医药古籍文献进行整理与研究。"基于此，我社策划了"100 种珍本古医籍校注集成"项目，重点筛选出学术价值、文献价值、版本价值较高的 100 种亟待抢救的濒危版本，珍稀版本以及中医古籍中未经整理排印的有价值的，或者有过流传但未经整理或现在已难买到的版本，进行点、校、注的工作，进而集成出版。

珍本古医籍整理出版是中医药继承创新的基础，是行业发展的必需。对中医古籍文献的整理出版工作既可以保存珍贵的中医典籍，又可以使前人丰富的知识财富得以充分的研究与利用，广泛流传，服务于现代临床、科研及教学工作。为了给读者呈献最优秀的中医古籍整理作品，我社组织权威的中医文献专家组成专家委员会，选编拟定出版书目；遴选文献整理者对所选古籍进行精心校勘注释；成立编辑委员会对书稿认真编辑加工、校对。希望我们辛勤的工作能够给您带来满意的古籍整理作品。

"100种珍本古医籍校注集成"项目得到了国家中医药管理局、中国中医科学院有关领导和全国各地的古籍文献整理者的大力支持，并被列入"十二五"国家重点图书出版规划项目。该项目历时两年，所整理古医籍即将陆续与读者见面。在这套集成付梓之际，我社全体工作人员对给予项目关心、支持和帮助的所有领导、专家、学者表示最真诚的谢意。

中医古籍出版社

2012年3月